医学助记图表与歌诀丛书

病理学助记图表与歌诀

主　编　余承高　白　融　刘　丹　陈栋梁

副主编　许　浪　尹盟盟　何　军　晏　丹

编　委（按姓氏笔画排序）

尹盟盟　白　融　刘　丹　刘　畅

刘　翔　许　浪　孙远昌　杜　鸣

李玉红　何　军　余国春　余承高

陈　曦　陈宗海　陈栋梁　相　蓉

莫朝晖　晏　丹　晏汉姣

U0257442

北京大学医学出版社

BINGLI XUE ZHUJI TUBIAO YU GEJUE

图书在版编目（CIP）数据

病理学助记图表与歌诀 / 余承高等主编 . —北京：
北京大学医学出版社，2017.5
　ISBN 978-7-5659-1311-2

　Ⅰ．①病…　Ⅱ．①余…　Ⅲ．①病理学－医学院校－教
学参考资料　Ⅳ．① R36

　中国版本图书馆 CIP 数据核字（2015）第 322185 号

病理学助记图表与歌诀

主　　编：余承高　白　融　刘　丹　陈栋梁
出版发行：北京大学医学出版社
地　　址：（100191）北京市海淀区学院路 38 号　北京大学医学部院内
电　　话：发行部 010-82802230；图书邮购 010-82802495
网　　址：http：//www.pumpress.com.cn
E-mail：booksale@bjmu.edu.cn
印　　刷：中煤（北京）印务有限公司
经　　销：新华书店
责任编辑：靳新强　刘陶陶　　责任校对：金彤文　　责任印制：李　啸
开　　本：710mm×1000mm　1/16　　印张：16.5　　字数：420 千字
版　　次：2017 年 5 月第 1 版　2017 年 5 月第 1 次印刷
书　　号：ISBN　978-7-5659-1311-2
定　　价：39.00 元

前　言

　　病理学是一门重要的医学基础理论课，其内容十分丰富。学习、记忆并掌握病理学的基本知识，需要采取一些行之有效的方法。在许多辅助记忆的方法中，使用歌诀已被证明是收效显著的方法之一。以歌诀为体裁的医学著作在我国古代颇为多见，其特点是内容简要，文从语趣，富有韵律，朗读上口，记忆入心。

　　在多年的教学工作中，我们体会到，总结性图表具有提纲挈领、概括性强，条理分明、逻辑性强，直观形象、易于理解，简明扼要、便于记忆等特点，通过对比分析，将知识融会贯通，从而启发思维，培养能力。将歌诀与总结性图表结合起来学习，可以收到珠联璧合、相得益彰的良好效果。有鉴于此，我们也试将病理学的基本内容编成歌诀，并用总结性图表加以注释，旨在为广大医学生提供一种新颖、独特、有效的病理学学习方法。

　　随着医学的不断发展，现在的医学书籍和教材已很难用歌诀体裁来系统描述和阐明相关知识，但我国语言博大精深，为编写病理学歌诀提供了深厚的基础。鲁迅先生曾说："地上本没有路，走的人多了，也便成了路。"我们殷切地希望有更多的同仁和我们一道，将病理学歌诀编写得越来越好，共同开辟出一条用歌诀的方式学习病理学的新途径。

　　在华中科技大学、武汉科技大学、武汉肽类物质研究所和北京大学医学出版社等单位的大力支持和鼓励下，本书才能得以顺利出版，在此致以衷心的感谢！

　　为满足更多读者的需求，本书的编写参考了多种教科书，但由于我们的水平有限，错误、疏漏和不妥之处难免，敬希广大同仁和读者不吝指正。

余承高

目　录

第一章　细胞和组织的适应与损伤

一、细胞和组织的适应性反应

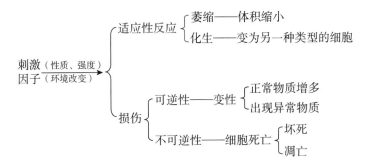

图 1-1　组织和细胞的适应与损伤概况

🖐 萎缩

组织器官形缩小，胞小质浓数减少，代谢降低功能退，常见骨肌肝肾脑。

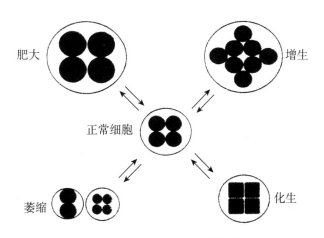

图 1-2　细胞和组织适应的类型

几种常见的适应性反应类型在细胞数目、细胞体积或细胞分化上的异同

表1-1 萎缩

分类	举例
生理性萎缩	青春期萎缩——胸腺
	更年期后萎缩——卵巢、子宫和睾丸
病理性萎缩	
营养不良性萎缩	慢性消耗性疾病全身肌肉萎缩
压迫性萎缩	肾盂积水→肾萎缩
失用性萎缩	久卧不动→肌肉萎缩、骨质疏松
去神经性萎缩	瘫痪→下肢肌肉萎缩
内分泌性萎缩	内分泌腺功能下降→靶器官萎缩

萎缩的特点包括体积减小，重量减轻，色泽变深，细胞器大量退化；胞质可出现脂褐素颗粒；蛋白质合成减少，分解增加；功能下降。

肥大

组织病变功能降，其他器官帮加强，细胞增大并再生，导致肥大最平常。

表1-2 肥大

分类	举例
生理性肥大	长期运动→肌肉发达（代偿性肥大）；孕妇→子宫平滑肌肥大（内分泌性肥大）
病理性肥大	高血压→左心室代偿性肥大；垂体腺瘤→巨人症或肢端肥大症（内分泌性肥大）

增生

实质细胞数量增，生理病理两类型。

表1-3 增生

类型	举例
生理性增生	
内分泌性增生	月经周期中子宫内膜的增生
代偿性增生	高血压导致左心室肥大
病理性增生	
内分泌性增生	雌激素过度分泌导致子宫内膜增生
修复性增生	皮肤机械性损伤后局部组织的增生
慢性刺激性增生	各种炎症性息肉

增生与肥大两者常相伴存在，如垂体腺瘤导致的肢端肥大症或巨人症。

化生

同类组织中发生，成熟组织转另类。上皮组织较常见，化生有利亦有弊。

表 1-4　化生

化生的类型	变化过程	常见疾病举例
鳞状上皮化生	支气管假复层纤毛柱状上皮→鳞状上皮	慢性支气管炎
	宫颈黏液柱状上皮→鳞状上皮	慢性宫颈炎
	膀胱、肾盂、输尿管移行上皮→鳞状上皮	慢性尿路炎、慢性膀胱炎
	胆囊黏液柱状上皮→鳞状上皮	慢性胆囊炎、胆囊结石
肠上皮化生	黏液柱状上皮→肠上皮	慢性胃炎
幽门腺化生	胃窦、胃体部腺体→幽门腺	慢性胃炎
胃/肠型上皮化生	食管下端的鳞状上皮→胃/肠型柱状上皮	巴雷特（Barret）食管炎
骨/软骨化生	幼稚的成纤维细胞→骨/软骨	骨化性肌炎、结缔组织损伤

化生利弊兼有，某些化生是与肿瘤细胞多步骤演变进化相关的癌前病变。

二、细胞和组织的损伤

损伤的原因

损伤原因分三类：外因内因和社会。

表 1-5　损伤的原因

损伤原因分类	举例或说明
外界致病因素	
物理致病因素	温度、机械、电离辐射
化学致病因素	各种化学毒物，如 CCl_4（四氯化碳）
生物性致病因素	细菌、病毒、立克次体、原虫等
营养性致病因素	营养过剩、营养不良
机体内致病因素	
免疫因素	机体的免疫反应
遗传性变异	染色体畸变、基因突变
神经内分泌因素	神经内分泌激素分泌紊乱，如肾上腺素、去甲肾上腺素
先天性因素	染色体异常
性别	男性、女性
年龄	婴幼儿、儿童、青年、老人
社会心理因素	
社会	生活节奏过快、工作压力过大
心理	各种心理疾病，如抑郁、狂躁、悲观、偏执
精神	各种精神疾病

🦋 引起细胞和组织损伤的机制

胞膜通透性增加，胞膜完整性受损，细胞内钙超负荷，活性氧物质损伤，

缺血缺氧缺能量，化学物质致损伤，遗传物质生变异，核内 DNA 损伤。

表1-6 引起细胞和组织损伤的主要机制

	发生机制
细胞膜通透性和完整性破坏	机械力的直接作用、酶性溶解、缺氧、活性氧类物质、细菌毒素、免疫和化学损伤→脂质过氧化反应、补体或穿孔素介导细胞溶解、特异性离子泵和通道阻滞、脂蛋白结构改变→破坏细胞膜结构的通透性和完整性
活性氧类物质的损伤	缺氧、缺血、细胞吞噬、化学性放射性损伤、炎症以及老化→内源性丙二烯氧化物合成酶（AOS）生成增多→AOS 与周围分子反应释放能量→细胞活性氧类物质的损伤
细胞质内高游离钙的损伤	细胞膜对 Ca^{2+} 的非特异性通透性增强、线粒体内质网释放 Ca^{2+} 速率增加，胞质内游离钙增多（胞质钙超载）→磷脂酶、蛋白质、ATP 酶和核酸酶等活化→细胞内高游离钙损伤
缺血、缺氧/再灌注损伤	① 缺血、缺氧→ATP 形成减少→钠、钙水增加和细胞酸中毒，炎症细胞释放炎症介质→组织缺血、缺氧/再灌注损伤 ② 轻度短暂缺氧：细胞水肿和脂肪变 ③ 重度持续缺氧：细胞坏死、凋亡 ④ 缺血再灌注损伤：缺血后血流恢复→存活组织过氧化→加剧组织损伤
化学性损伤	① 直接细胞毒作用：氰化物封闭线粒体的细胞色素氧化酶系统→猝死 ② 代谢产物对靶细胞的细胞毒作用：CCl_4 转化为毒性自由基 CCl_3^-，肝细胞滑面内质网肿胀→脂肪代谢障碍 ③ 诱发免疫损伤：青霉素引发 I 型变态反应 ④ 诱发 DNA 损伤
遗传变异	损伤核内 DNA，诱发基因突变和染色体畸变→结构蛋白合成低下→阻止细胞分裂、合成异常生长调节蛋白，引发酶合成障碍

🦋 变性

细胞内外异常物，混浊水样纤维素。脂肪黏液色沉着，重变坏死轻可复。

表1-7 常见变性的病理特点、病变部位与意义

名称	肉眼观	镜下观	病变部位	意义
细胞水肿（空泡变性、浊肿）	器官体积增大，包膜紧张，颜色变淡，切面浑浊	细胞体积变大，早期细胞内为均一嗜伊红颗粒，为扩张的线粒体和内质网	心、肝、肾等实质器官	病变器官功能下降，有时还出现肝炎、肾炎的临床症状与体征，注意鉴别

名称	肉眼观	镜下观	病变部位	意义
脂肪变				
肝脂肪变	肝体积增大,色黄,边缘圆钝,切面呈油腻感。简记:大、黄、油	细胞质中出现大小不等的球形脂滴,苏木精-伊红(H-E)染色呈圆形空泡状,苏丹Ⅲ染色呈橘红色,锇酸染色呈黑色圆滴	肝小叶中央部、周边部或全小叶	肝功能下降,转变为肝硬化
心肌脂肪变	虎斑心	心内膜下出现黄色脂肪,与正常心肌的暗红色相间排列	左心内膜下和乳头肌处病变显著,也可见弥漫性分布	心功能一般不受影响
肾脂肪变	肾体积增大,髓质增厚、色浅	肾小管上皮基底部出现脂滴	肾近曲小管上皮细胞	肾功能轻度下降
玻璃样变(透明样变)				
纤维结缔组织玻璃样变	组织质地坚韧,缺乏弹性	纤维细胞稀少,胶原纤维增粗并互相融合成梁状、带状或片状的半透明红染均质状	瘢痕组织、纤维化的肾小球、大中型动脉粥样硬化斑块	器官功能下降,并出现相应临床症状
血管壁玻璃样变	管壁增厚、变窄、弹性下降,管腔狭窄	动脉内凝集成无结构的均匀红染物质	肾、脑、脾及视网膜的细动脉	病变器官缺血缺氧,见于高血压
细胞内玻璃样变	不明显	细胞质内出现大小不等的圆形红染小体	肝细胞、心肌、骨骼肌细胞、近曲小管上皮细胞	病变器官功能轻度下降
淀粉样变	不明显	淡红色均质状物,显示淀粉样呈色反应	分布很广,多见于细胞间质	为淀粉样蛋白质-黏多糖复合物沉淀,机体不含消化此结构的酶,故积存在组织中
黏液样变	切面可见黏液样物质	在疏松的间质内,有多突起的星芒状纤维细胞散在分布于灰蓝色黏液基质中	间叶组织、脂肪组织	细胞间质内黏多糖(透明质酸等)和蛋白质蓄积
病理性色素沉着	器官、组织颜色相应改变	可见某种色素物质(含铁血黄素、脂褐素等)沉积	多位于不同细胞内	不同色素物质,产生原因不同

续表

名称	肉眼观	镜下观	病变部位	意义
病理性钙化	组织中钙盐沉积较多时，可见灰白颗粒状或团块状坚硬的物质	呈蓝色颗粒状至片块状异物（钙盐）	坏死组织、血管、肾、肺、胃的间质组织	可分为营养不良性钙化和转移性钙化

可逆性损伤与细胞内的蓄积物

细胞可逆性损伤，胞内常有蓄积物。

表1-8　可逆性损伤与细胞内的蓄积物

可逆性损伤类型	受损伤细胞内的蓄积物
细胞水肿	水和 Na^+
玻璃样变	蛋白质
淀粉样变和黏液样变	蛋白质 - 黏多糖复合物
脂肪变	三酰甘油
病理性色素沉着	色素
病理性钙化	Ca^{2+}

常见可逆性损伤的特征

数种可逆性损伤，病变性质不一样。

表1-9　几种常见可逆性损伤的特征

类型	蓄积物质	病变部位
细胞水肿	水和钠蓄积	细胞内
脂肪变	脂质蓄积	细胞内
玻璃样变	几种透明蛋白质蓄积	细胞内、细胞间质
淀粉样变	淀粉样蛋白质 - 黏多糖复合物蓄积	细胞内、细胞间质
病理性色素沉着	含铁血黄素、脂褐素、黑色素、胆红素等沉着	细胞内、细胞间质
黏液样变	黏多糖类物质和蛋白质复合物蓄积	细胞间质
病理性钙化	钙盐沉积	细胞内、细胞间质

营养不良性钙化

营养不良性钙化，常见临床多病灶，坏死组织处发生，血钙水平不升高。
对比转移性钙化，二者差异有不小。

表 1-10　病理性钙化——营养不良性钙化与转移性钙化之比较

比较内容	营养不良性钙化	转移性（迁徙性）钙化
发病情况	常见	少见
数量或范围	局灶性	全身性或多发性
发生部位	发生在变性坏死组织	正常泌酸器官（肺、肾、胃、动脉壁）
血钙水平	不升高	升高
钙、磷代谢障碍	无	有

表 1-11　几种小体的比较

名称	结构特点
Mallory 小体（马洛里小体）	肝细胞玻璃样变时，前角蛋白在肝细胞质内蓄积；多见于酒精性肝病
Rusell 小体（拉塞尔小体）	浆细胞变性时，胞质中有大量免疫球蛋白蓄积
Councilman 小体（嗜酸小体）	急性病毒性肝炎时，凋亡的细胞皱缩，细胞膜完整，胞质致密，细胞器密集、不同程度退变，形成许多凋亡小体；多呈圆形或椭圆形，大小不等，胞质浓缩，强嗜酸性，可有（或无）固缩深染的核碎片
Negri 小体（内基小体）	在神经细胞变性时，其胞质内可见嗜酸性包涵体，圆形或椭圆形，直径 3 ～ 10μm，多见于狂犬病

坏死的基本病变

细胞死亡不可逆，核小碎裂溶消失。混浊无血缺弹力，紫黑硬脆温度低。

表 1-12　坏死的基本病理变化

部位	变化
细胞核	核固缩、核碎裂、核溶解
细胞膜	破裂，细胞解体
细胞质	嗜酸性增强
细胞间质	胶原肿胀，崩解，液化，基质崩解液化
坏死灶周围	有炎症反应

坏死的主要类型

坏死可分四类型：凝固性与液化性。纤维素样及坏疽，坏疽又分干湿气。

表 1-13 主要坏死类型病理学特点的比较

坏死类型	常见情况	发生机制	形态特点
凝固性坏死	心、肾、脾的凝固性坏死	组织水分脱失变干，胞质凝固明显	色泽灰白或黄白，质地较坚实，脱水干燥，原有结构轮廓常保存
干酪样坏死（属凝固性坏死）	结核性坏死灶	组织崩解明显，脂质含量多	干燥、颗粒状、色泽发黄，失去原有结构轮廓
液化性坏死	病毒性脑炎软化灶	含可凝固蛋白少，脂质多，易酶性溶解	组织分解液化，病灶形成含液态物质的坏死灶
脂肪坏死（属液化性坏死）	急性胰腺炎时胰腺周围的脂肪被分解	胰脂酶活化后分解胰腺周围的脂肪	脂肪被分解后形成的脂肪酸又与钙结合成灰白色斑块状的钙灶
纤维素样坏死	风湿病等变态反应性疾病	抗原抗体复合物引起胶原纤维肿胀、崩解等	病变部位形成细丝状、颗粒状或小条状无结构物质，形似纤维素
坏疽			
干性坏疽	动脉粥样硬化时的四肢末端	脱水干燥，腐败菌感染及硫化铁形成	坏死部位皱缩，黑褐色，分界清楚
湿性坏疽	伴有淤血的肺梗死灶	含水分多，腐败菌感染重，毒性产物多	坏死物呈污黑色软膏状，界限不清，中毒明显
气性坏疽	深部肌肉的开放性创伤	有产气荚膜杆菌等的感染	组织坏死分解快，有气体产生，后果严重

坏死的结局

坏死结局有几种，溶解吸收屑吞噬，分离排出或机化，包裹钙化大坏死。

表 1-14 坏死的结局

坏死的结局	说明
引起局部炎症反应	坏死细胞溶解引起局部急性炎症反应
溶解吸收	较小病灶可由坏死灶内及急性炎症反应中的中性粒细胞释放的蛋白水解酶，将坏死物质分解液化，再经淋巴管和血管吸收
分离排出	较大病灶溶解后不易吸收，可经自然管道排泄，形成糜烂、溃疡、窦道、瘘管等
机化	由坏死灶周围组织新生的肉芽组织长入，并逐渐将其替代，最后形成瘢痕组织
包裹、钙化	由周围新生的结缔组织包围坏死组织，随后发生营养不良性钙化

🌿 影响坏死后果的因素

坏死后果严重性，影响因素莫忘记：坏死细胞之数量，同类细胞再生力，细胞生理重要性，器官储备代偿力。

表 1-15　影响坏死后果的因素

影响因素	说明
坏死细胞的生理重要性	重要细胞（脑组织）坏死后果严重
坏死细胞的数量	广泛的肝细胞坏死可致机体死亡
坏死细胞周围同类细胞的再生情况	易再生者，结构功能容易恢复，如肝、表皮
坏死器官的储备代偿能力	肾、肺等成对器官，储备代谢能力较强

🌿 血管壁上可能发生的变性坏死性病变

一是玻变样变性，纤维素样坏死二，淀粉样物沉积三，血管壁上可发生。

表 1-16　血管壁上可能发生的变性坏死性病变

可能发生病变	发病机制	病理变化	常见疾病
玻璃样变性	由于细小动脉持续痉挛，导致血浆蛋白渗入血管壁，沉积在内膜下	细动脉内膜下可见均质、红染、透明的玻璃样物质	高血压病
纤维素样坏死	由于抗原抗体复合物沉积，胶原纤维崩解	血管壁上出现边界不清深红染、颗粒状或条块状纤维素样物质	风湿病、恶性高血压、系统性红斑狼疮、结节性多动脉炎、排斥反应等
淀粉样物质沉积		血管壁上出现淡嗜伊红、均匀一致、云雾状的物质，刚果红染色呈橘红色，偏光镜下呈黄绿色，遇碘染成棕褐色，再加硫酸呈蓝色，即淀粉样物质	长期慢性炎症及内分泌肿瘤

三、凋亡

🌿 细胞凋亡

细胞凋亡特异性，较弱刺激可发生，胞膜完整无外漏，主动过程需耗能，细胞固缩核边集，凋亡小体可形成，胞器完整无破裂，炎症反应不发生，细胞坏死则不同，二者差异需辨清。

表1-17　细胞凋亡与坏死的比较

死亡类型	细胞坏死	细胞凋亡
性质	病理性，非特异性	生理性或病理性，特异性
诱导因素	强烈刺激，随机发生	较弱刺激，非随机发生
生化特点	被动过程，无新蛋白质合成，不耗能	主动过程，有新蛋白质合成，耗能
形态特征		
分布特点	多为连续的大片细胞和组织	多为散在的单个细胞
细胞膜	完整性破坏	保持完整性
细胞体积	肿胀增大或缩小	固缩变小
细胞器	肿胀破裂、酶等外漏	保持完整，内容物无外漏
核染色质	分散凝集，成絮状	边集于核膜下，呈半月形
凋亡小体	无（细胞破裂、溶解）	有
炎症反应	有	无
周围反应	引起周围组织炎症反应和再生修复	不引起周围组织炎症反应和再生修复，凋亡小体可被邻近实质细胞和巨噬细胞吞噬
机制特征		
诱导因素	均为病理性因素引起	生理、病理性因素均可
死亡过程	被动呈无序状态发展	主动由级联性基因表达调控进行
蛋白合成	无	有 RNA 和蛋白质合成
DNA 降解	无规律，一般片段较大，电泳上不见阶梯状谱带特征，多呈涂抹状	有规律，为 180 ~ 200bp 整数位的片段，电泳上成特征性阶梯状谱带
能量需求	不依赖 ATP	依赖 ATP

相同点为代谢终止，细胞死亡。

四、细胞老化

🖐 细胞老化的变化

年龄增长机体变，细胞老化会引起，细胞结构退行变，代谢功能均降低，
内因引起有危害，普遍进行不可逆。

表 1-18 细胞老化的特征

特征	说明
普遍性	发生于所有细胞
进行性或不可逆性	持续性进展
内因性	衰老基因程序化表达
有害性	细胞功能低下致老年病

表 1-19 细胞老化的病理变化

细胞老化	病理变化
代谢变化	结构蛋白酶合成减少，摄取营养和修复染色体损伤的能力下降
镜下变化	细胞体积缩小，细胞及细胞核变形，线粒体、高尔基体数量减少、胞质色素沉着
大体变化	器官重量减轻，功能代谢降低，储备功能不足

细胞老化的机制

衰老基因管老化，既定程序来表达，细胞长期受损伤，错误积累促表达。

表 1-20 细胞老化的主要机制

有关学说	原因	机制
遗传程序学说	端粒结构	端粒和端粒酶的改变
错误积累学说	有害因子如自由基	自由基→脂质过氧化反应→线粒体损伤、DNA断裂突变→异常蛋白质形成→正常蛋白质功能消失→老化

老年病

日薄西山老年人，易生各种老年病。

表 1-21   老年病的分类

老化依赖性疾病	老化相关性疾病
白内障	动脉粥样硬化症
听力障碍	冠状动脉性心脏病（冠心病）
骨质疏松	脑动脉粥样硬化（卒中）
骨关节炎	老年性高血压
良性前列腺肥大	2 型糖尿病
老年性肺气肿	阿尔茨海默病
	帕金森病
	青光眼
	癌症
	感染性疾病

第二章 损伤的修复

一、再生

📖 组织再生

细胞增生补缺损，完全新旧都同本。不全再生肉芽替，成熟纤维留瘢痕。
组织再生两类型，生理性与病理性。

表 2-1 再生的类型

类型	定义	举例
生理性再生	在生理过程中，细胞组织不断分化、消耗，由再生的同种细胞不断补充，以保持原有结构和功能的再生，属完全性再生	消化道黏膜上皮的更新；子宫内膜周期性脱落
病理学再生	病理状态下，细胞组织缺损后发生的再生，即病理性再生	消化性溃疡的愈合；皮肤二期愈合

📖 根据细胞再生能力将细胞分类

再生能力做指标，细胞可分三类型，稳定细胞不稳定，心神骨肌永久细胞。

表 2-2 根据细胞再生能力将细胞分类

细胞分类	定义	常见细胞
不稳定细胞	该类细胞不断进行增殖，代替衰亡或破坏的细胞，其再生能力很强	表皮细胞、呼吸道及消化道黏膜细胞、造血细胞、间皮细胞
稳定细胞	生理情况下增殖不明显，但受到损伤刺激后，表现出比较强的再生能力	各种腺体实质细胞（肝、胰、内分泌腺、汗腺等）、原始间叶细胞、平滑肌细胞
永久性细胞	不能进行再生的细胞	神经细胞、骨骼肌细胞、心肌细胞

📖 实质细胞的再生能力与修复的关系

稳定细胞不稳定，均有较强再生力，结缔支架保留时，完全再生可修复，
永久细胞不再生，损伤之后难修复。

表 2-3 实质细胞的再生能力、结缔组织支架是否存在与修复结果的关系

实质细胞	再生能力	结缔组织支架	修复结果
不稳定细胞	强	支架保留	能完全再生
		支架破坏	不完全再生（纤维性修复）
稳定细胞	较强	支架保留	能完全再生
		支架破坏	不完全再生（纤维性修复）
永久性细胞	不能再生	支架保留	不完全再生（纤维性修复）
		支架破坏	不完全再生（纤维性修复）

各种组织的再生过程

细胞再生能力强，通过再生可修复，细胞再生能力弱，主经瘢痕未修复。

表 2-4 各种组织的再生过程

组织	再生过程
上皮组织	
鳞状上皮	鳞状上皮缺损时，由基底层细胞分裂增生，先形成单层上皮，再分化为鳞状上皮
单层柱状上皮	由邻近的基底细胞分裂增生来修补
腺上皮	腺体结构未破坏可完全再生，否则难以再生；肝小叶支架完整，可完全修复；否则形成肝细胞再生结节
纤维结缔组织	损伤性刺激使纤维细胞和未分化的间叶细胞分化成为成纤维细胞，产生胶原纤维，并变成纤维细胞
软骨组织	小范围损伤使软骨膜细胞分化成为软骨母细胞，同时转化为软骨细胞并分泌软骨基质
骨组织（骨折愈合）	血肿形成使纤维性骨痂形成，转而骨性骨痂形成、骨痂改建或再塑
血管	
毛细血管和小血管	小血管损伤使内皮细胞增生形成幼芽，继而形成内皮细胞索，转而形成管腔（新生的毛细血管），再吻合成毛细血管网，改建成小动脉、小静脉；小血管平滑肌可由血管外未分化间叶细胞分化而来
大血管	大血管离断后需手术吻合，两侧内皮细胞可完全再生，其余由瘢痕组织代替
肌肉组织	再生能力弱，多由瘢痕修复
神经组织	
中枢神经细胞	由神经胶质细胞修补形成胶质瘢痕
外周神经纤维	若与其相连的神经细胞仍存活，可完全再生。若断端相隔太远，可形成创伤性神经瘤

📖 影响细胞再生的因素

各种细胞外基质,生长因子与抑素,营养条件好与坏,细胞之间相接触,创伤局部微循环,均影再生是因素。

表 2-5 影响细胞再生的因素及其调控机制

影响因素	调控机制
细胞外基质	含有各种成分,其中层粘连蛋白和纤维粘连蛋白等能促进上皮细胞和成纤维细胞的增生
生长因子和生长抑素的作用	多种生长因子可刺激细胞增生,促进修复过程,生长抑素则抑制血管内皮生长
细胞间的接触性抑制	可抑制细胞及组织的过度增生
营养和创伤局部的情况	营养条件好,细胞再生快,创伤局部血液循环受损小,创伤修复快

📖 细胞外基质

多种细胞外基质,参与再生起作用。

📖 细胞外基质

细胞分泌到外围,生成细胞外基质,组织成分很复杂,执行功能有多例,支持保护和营养,识别黏着与迁移,组织细胞受损时,参与修复很积极。

表 2-6 细胞外基质主要成分及作用

类型	作用	特点
胶原蛋白	提供组织的弹力强度,为所有细胞提供细胞外支架	① 胶原前肽的羟基化需要维生素 C 参与 ② Ⅰ、Ⅱ、Ⅲ型胶原为间质性或纤维性胶原蛋白,Ⅳ、Ⅴ、Ⅵ型胶原为非纤维性(或无定形)胶原蛋白,存在于间质和基底膜内
弹力蛋白	提供组织的弹性功能(回缩能力)	① 在大血管壁(如主动脉)、子宫、皮肤和韧带中存在大量 ② 成熟的弹力蛋白含有交联结构以调节其弹性
纤维粘连蛋白 (Fn)	通过与细胞表面 Fn 受体的结合,使细胞与各种基质成分发生粘连	① 广泛存在于细胞外基质 ② 与细胞黏附、伸展、迁移直接相关
层粘连蛋白	改变各种细胞的生长、存活、形态、分化、运动	① 主要存在于基膜 ② 还可介导细胞与结缔组织基质黏附

续表

类型	作用	特点
整合素	属于细胞表面受体家族，介导细胞和细胞外基质的黏附；引起某些细胞增殖	通过整合素介导的细胞与细胞外基质黏附发生障碍时，可导致细胞凋亡
基质细胞蛋白	影响细胞与基质相互作用	属分泌性蛋白，功能多样
蛋白多糖	调控结缔组织的结构和通透性	具有多样性（最常见的包括硫酸肝素、硫酸软骨素、硫酸皮肤素）
透明质酸	大分子蛋白多糖复合物的骨架，与调节细胞增殖和迁移的细胞表面受体有关	结合大量的水分子后，形成高度水合的凝胶

生长因子

生长因子有多种，均促组织 C 增生。

表 2-7 主要生长因子及其作用

生长因子	作用
血小板源性生长因子（PDGF）	刺激成纤维细胞、平滑肌细胞和单核细胞的增生
成纤维细胞生长因子（FGF）	刺激所有间叶细胞，尤其是毛细血管内皮细胞增生
表皮生长因子（EGF）	刺激上皮细胞、成纤维细胞、胶质细胞及平滑肌细胞增生
转化生长因子-α（TGF-α）	刺激上皮细胞、成纤维细胞、胶质细胞及平滑肌细胞增生
转化生长因子-β（TGF-β）	低浓度诱导 PDGF 合成分泌，高浓度抑制 PDGF 受体表达，抑制生长，促进纤维化
血管内皮生长因子（VEGF）	促进肿瘤血管的形成，正常胚胎的发育、创伤愈合及慢性炎症时的血管增生
细胞因子（cytokines）	刺激成纤维细胞、血管再生

血管内皮生长因子

某些血管内皮 C，生长因子可产生。可在局部起作用，增加血管通透性，刺激内皮细胞迁移，促进血管来新生。

表 2-8　血管内皮细胞生长因子（VEGF）的相关资料

项目	说明
蛋白质	① 家族成员：VEGF、VEGF-B、VEGF-C、PGF，具有多种异构体的糖蛋白二聚体 ② VEGF 靶突变可导致血管形成和血管新生缺陷不良
产生部位	在一些发育成熟组织低表达，而在有些部位如肾小球内的足细胞和心肌细胞高表达
介导因子	缺氧、TGF-β、PDGF、TGF-α
受体	VEGF-R1、VRGF-R2，限制性内皮细胞，受体基因的靶突变可导致血管形成不足或缺如
功能	① 促进血管新生 ② 增加血管通透性 ③ 刺激内皮细胞迁移 ④ 刺激内皮细胞增殖 ⑤ VEGF-C 选择性诱导淋巴管增生 ⑥ 正反馈调节内皮细胞表达纤溶酶原激活剂（PLA）、纤溶酶原激活剂抑制剂、组织因子、间质胶原酶

增生

激素等物诱增生，实质细胞数量增。细胞组织体积大，功能增强代偿性。

再生

细胞死亡诱再生，实质细胞量不增，细胞体积不增大，细胞功能不亢进。

表 2-9　增生与再生之比较

比较类型	增生	再生
不同点		
诱因	激素和生长因子	细胞死亡、组织缺损
形态特点	实质细胞数量增多，常伴有细胞肥大、器官、组织体积增大	实质细胞数量不变或减小，不伴有细胞肥大、甚至再生细胞体积变小，器官、组织体积多数情况下变小
功能特点	功能增强	功能不亢进，常伴有程度不等的功能障碍
意义	具有代偿作用，属于机体的一种适应性反应	具有维持正常细胞数量、结构和功能以及器官、组织完整性的作用，属于机体的一种修复方式
相同点	① 均有细胞增殖 ② 均可在病理或生理情况下发生 ③ 均受机体调节，细胞呈有限增殖，与肿瘤不同	

干细胞的分类

干细胞分两类型，胚胎干细与成体，胚胎干细属全能，成体则为单能细。

表 2-10　干细胞分类

分类	说明
胚胎干细胞	① 起源于着床前胚胎内细胞群的全能干细胞 ② 具有向三个胚层分化的能力 ③ 可以分化为成体所有类型的成熟细胞 ④ 潜在应用价值：修复甚至替换丧失功能的组织和器官
成体干细胞	① 存在于各组织器官中具有自我更新和一定分化潜能的不成熟细胞 ② 普遍存在并定位于特定的微环境中，生长因子或配体与其相互作用，调节其更新和生长 ③ 既可向自身组织分化，又可横向分化

干细胞在细胞再生和组织修复中的作用

成体干细胞分化，生成相应实质细胞，坏死细胞得再生，参与修复出大力。

表 2-11　干细胞在细胞再生和组织修复中的作用

细胞类型	分布	分化方向
造血干细胞	骨髓，外周血	骨髓和血液淋巴造血细胞
间充质干细胞	骨髓，外周血	骨，软骨，腱，脂肪组织，肌组织，骨髓间质，神经细胞
神经干细胞	室管膜细胞，中枢神经系统的星形胶质细胞	神经元，星形胶质细胞，少突胶质细胞
肝干细胞	胆管内或近胆管	肝细胞，胆管细胞，之后产生卵圆形细胞
胰干细胞	胰岛，巢蛋白阳性细胞，卵圆形细胞，胆管细胞	β 细胞
骨骼肌干细胞/卫星细胞	肌纤维	骨骼肌纤维
皮肤干细胞	表皮基底层，毛囊膨大区	表皮，毛囊
肺上皮干细胞	器官基底部和黏液分泌细胞，细支气管细胞，Ⅱ型肺泡细胞	黏液细胞，纤毛细胞，Ⅰ型、Ⅱ型肺泡细胞
肠上皮干细胞	每个隐窝周围的上皮细胞	潘氏细胞，刷状缘肠上皮细胞，分泌黏液的杯状细胞，肠绒毛内分泌细胞

二、纤维性修复

肉芽组织

肉芽组织鲜红色，鲜嫩柔软又湿润，肉芽组成三成分，毛细血管是新生，

细胞主为成纤维C，机化包裹各异物，保护创面抗感染，最终转变为瘢痕。

表 2-12　肉芽组织的组织、作用及转归

项目	说明
肉芽组织的外观	鲜红色，颗粒状，柔软湿润，形似鲜嫩的肉芽
肉芽组织的成分	① 新生毛细血管 ② 成纤维细胞 ③ 炎性细胞
肉芽组织的作用	① 抗感染保护创面 ② 填补创口及其他组织缺损 ③ 机化或包裹坏死、血栓、炎性渗出物及其他异物
结局	转变为瘢痕组织

无肉芽组织和瘢痕组织形成的过程

血管组织新生成，局部增生纤维化，纤维组织再重构，炎症创伤消除它。

表 2-13　肉芽组织和瘢痕组织的形成过程

形成过程	说明
血管生成	① 原有血管基底膜降解并引起毛细血管和细胞迁移 ② 内皮细胞向刺激方向迁移 ③ 位于迁移细胞后面的内皮细胞增殖和发育成熟
纤维化	① 损伤部位的成纤维细胞迁移和增殖 ② 细胞外基质集聚
纤维组织重构	细胞外基质合成与降解导致结缔组织的重构，使慢性炎症和创伤愈合

瘢痕组织对机体的影响

创伤愈合留瘢痕，填补缺损抗拉力，瘢痕疙瘩及膨出，影响功能有不利。

表 2-14　瘢痕组织对机体的影响

对机体的影响	说明
有利影响	
填补并连接缺损	组织器官保持完整性
抗拉力	抗拉力比肉芽组织强得多，保持组织坚固性
不利影响	
造成瘢痕膨出	瘢痕缺乏弹性，故可造成瘢痕膨出，在心壁可形成室壁瘤
影响器官功能	瘢痕组织收缩和粘连可影响器官功能
导致器官硬化	器官内广泛纤维化及玻璃样变，可导致器官硬化
形成瘢痕疙瘩	瘢痕组织增生过度，形成肥大性瘢痕，可突出于皮肤表面称为瘢痕疙瘩

三、创伤愈合

皮肤创伤愈合的过程

炎症渗出凝成块，伤口收缩创面减，肉芽增生变瘢痕，表皮再生覆创面。

表 2-15　皮肤创伤愈合的基本过程

皮肤创伤愈合过程	说明
伤口早期炎症渗出	表现为充血、浆液渗出及白细胞游出，局部红肿，纤维素凝块形成
伤口收缩	伤口周围的肌成纤维细胞收缩，使伤口缩小
肉芽组织增生和瘢痕形成	整个过程历时一个月
表皮及其他组织再生	上皮细胞增多、迁移、分化，覆盖创面

创伤愈合类型

伤小口齐无感染，两周愈合线性瘢，损大口开缘不齐，愈慢痕大久填满。

表 2-16　皮肤创伤愈合的类型及过程

	一期愈合	二期愈合
创伤情况	组织缺损少、创缘整齐、无感染、经黏合或缝合后创面对合严密的伤口	组织缺损较大、创缘不整、无法整齐对合，或伴有感染的伤口
炎症反应	轻微	明显
伤口收缩	张力小	收缩明显，张力大
愈合时间	较短	长
瘢痕	小，呈细线状	大

影响创伤愈合的因素

患者营养与年龄，伤口感染与异物，神经支配和血供，均可影响创伤愈。

表 2-17 影响创伤愈合的因素

影响因素	说明
全身性因素	
年龄	年龄小再生能力强、愈合快
营养	蛋白质、含硫氨基酸、维生素 C 和锌缺乏，影响胶原纤维的合成
局部因素	
感染和异物	有碍创伤愈合
局部血液供应	局部血液供应良好，提供组织再生所需的氧和营养，并有利于坏死物质的吸收和局部炎症的控制
神经支配	通过影响局部血管正常反射，间接影响血液供应
电离辐射	能造成局部损伤，抑制组织再生

骨折的愈合过程

血肿形成纤维痂，骨痂形成骨组织，再经改建重塑后，才算骨折愈合时。

表 2-18 骨折的愈合过程

骨折愈合过程	说明
血肿形成	骨折处骨和软组织损伤后，血管破裂出血，形成血肿和血凝块
纤维骨痂形成	数天后肉芽组织取代血凝块并连接骨折断端，来自骨外膜软骨细胞和骨母细胞也随之长入
骨性骨痂形成	骨痂中骨母细胞分泌骨样基质，钙盐沉积为骨基质，骨痂中的软骨组织也经钙盐沉积而成为骨组织
骨痂改建和塑形	在破骨细胞吸收骨质和骨母细胞产生新骨质的协调作用下，骨性骨痂逐渐适应力学方向重塑改建，编织骨变为成熟的板层骨，皮质骨和髓腔的关系也重新恢复

影响骨折愈合的因素

营养良好年龄轻，复位及时又正确，断端固定早又牢，功能锻炼早进行，

保持良好血供应，骨折愈合早完成。

表 2-19　影响骨折愈合的因素

影响因素	说明
全身营养状况	全身营养状况好的人，骨折愈合较快
年龄	老年人代谢慢，血管功能较差，骨折愈合较慢
及时正确复位	是骨折完全愈合的必要条件
骨折断端及时正确固定	一般要固定至骨性骨痂形成后
功能锻炼	早日进行全身和局部功能锻炼，保持良好血液供应；在不影响局部固定情况下应尽早离床活动

第三章　局部血液循环障碍

常见的局部血液循环障碍

局部血循若障碍，血量增多为充血，血少贫血或缺血，性质异常生血栓，
水肿管壁通透增，血管壁破会出血。

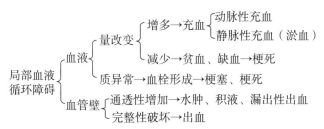

图 3-1　常见的局部血液循环障碍

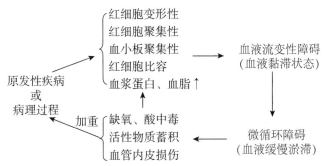

图 3-2　血液流变性障碍与微循环障碍间的恶性循环

一、充血和淤血

动脉血充血

炎症减压血管张，局部动脉血量大，鲜红温高体积大，功能加强局部胀。

静脉充血

心衰外压塞管腔，静脉淤血管扩张，暗红温低伴肿胀，易成血栓并缺氧。

表 3-1　充血的分类

项目	动脉性充血	静脉血充血
概念	器官或组织因动脉输入血量的增多所致	器官或局部组织静脉血液回流受阻所致

续表

项目	动脉性充血	静脉血充血
原因	生理性或病理性因素，导致血管舒张增强，或舒血管物质活性增高	静脉受压、静脉阻塞、心力衰竭
分类	生理性充血、炎症性充血、减压性充血	① 肺淤血多见于左心衰竭 ② 肝淤血多见于右心衰竭
病变	器官或组织体积增大、红润、温度升高	血液淤滞、发绀、水肿

淤血的后果

实质细胞易受损，间质结缔反增生，水肿淤血和渗出，促进血栓来形成，
淤血时间比较长，侧支循环可形成。

表 3-2　淤血的后果

淤血的后果	说明
实质细胞受损	可引起病变部位实质细胞变性、坏死、萎缩
间质结缔组织增生	可引起淤血性硬化
淤血性水肿	因漏出液潴留在组织内引起
淤血性出血	多为漏出性出血
促进血栓形成	血流极其缓慢，有利于血栓形成
炎性淤血可促进渗出的发生	局部缺氧使毛细血管壁通透性增加
长期淤血可促进侧支循环的形成	有一定代偿作用，易引起静脉曲张破裂出血

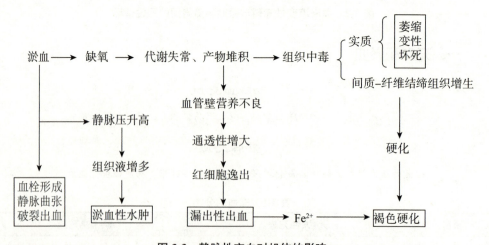

图 3-3　静脉性充血对机体的影响

静脉性充血对机体的影响程度主要取决于淤血的器官、范围、程度、速度及侧支循环的建立情况

缺血

内阻外压管痉挛，局部动脉血供降。苍白温低体积小，缺氧损伤功影响。

慢性肝淤血

常由右心衰引起，大体观察似槟榔，镜下肝窦有淤血，肝细萎缩或死亡，小叶周边肝细胞，脂肪变性色变黄。

慢性肺淤血

称为肺褐色硬化，常由左心衰引起，镜下肺泡腔出血，腔含大量巨噬C，巨噬细胞含颗粒，心衰细胞称其名，泡壁变厚纤维化，泡壁血管血充盈。

表 3-3　慢性肺淤血和慢性肝淤血的比较

比较内容	慢性肝淤血	慢性肺淤血
产生机制	常由右心衰竭引起	由左心衰竭引起
大体观	肝小叶中央区因严重淤血呈暗红色，两个或多个肝小叶中央淤血区可相连，而肝小叶周边部肝细胞则因脂肪变性呈黄色，致使在肝的切面上出现红黄相间的状似槟榔切面的条纹，称为槟榔肝	肺质地变硬，肉眼呈棕褐色，称为肺褐色硬化
镜下观	肝小叶中央肝窦扩张淤血出血，肝细胞萎缩、坏死；小叶外围肝细胞出现脂肪变性	肺泡壁毛细血管扩张充血，肺泡壁变厚，可伴肺泡间隔水肿，部分肺泡腔内充满水肿液及出血，还有大量含有含铁血黄素颗粒的巨噬细胞（心衰细胞）

表 3-4　急性肺淤血与慢性肺淤血的比较

	急性肺淤血	慢性肺淤血
起因	左心衰竭	右心衰竭
大体	肺体积增大、肿胀、质实、肺膜光滑、色暗红、切面有泡沫状血性液体流出	肺体积增大、肿胀、质实、肺膜光滑、色暗红、切面有泡沫状血性液体流出
镜下	肺泡壁毛细血管扩张，呈"串珠状"突起，肺泡壁增厚，肺泡间隔水肿，部分肺泡内有水肿液及出血	毛细血管扩张更明显，肺泡壁变厚并纤维化，腔内有水肿液、血细胞、心衰细胞，肺褐色硬化
特征	毛细血管"串珠状"突起，咳粉红色泡沫状痰	纤维组织增生，有心衰细胞，咳铁锈色痰沫状痰

二、出血

📖 出血

管破透高血出外，瘀斑积血血肿块，咯呕便尿阴鼻血，少慢贫血急无脉。

📖 出血的类型及原因

出血分为两类型，破裂性与渗出性。管壁受损有缺口，大量出血会致命，管壁受损通透增，红C透壁外逸增。

表 3-5　破裂性出血与漏出性出血

	破裂性出血	漏出性出血
部位	心脏或血管破裂	毛细血管和毛细血管后静脉通透性增加，血液漏出血管外
原因	① 血管机械性损伤 ② 血管壁或心脏病变所致（如心肌梗死） ③ 血管壁周围的病变侵蚀（如肿瘤侵犯血管） ④ 静脉或毛细血管破裂	① 血管壁损害 ② 血小板减少或功能障碍
病理变化	新鲜的出血呈红色，以后随红细胞降解形成含铁血黄素而带棕色	血管外见红细胞和巨噬细胞（胞质内可见红细胞或含铁血黄素），组织内亦见游离的含铁血黄素；较大血肿吸收不全可发生机化或包裹
后果	若出血量超过循环血量的20%～25%可发生出血性休克；重要器官的出血，如心脏破裂、脑出血常危及生命，尤其是脑干出血，即使出血量不大亦可致命	漏出性出血过程比较缓慢，一般出血量较少，但出血不止亦会威胁生命

📖 出血机制障碍的类型

出血机制分三类，原发性止血异常，继发性止血异常，原发继发均异常。

表 3-6　出血机制障碍的类型

类型	举例	实验室检查
原发性止血异常	血管病变（如过敏性血管炎），血小板减少症	出血时间延长
继发性止血异常	凝血因子缺乏（如维生素K缺乏、血友病）	aPPT 延长
原发和继发止血异常	先天性出血素质，血小板减少性微血管病（如 DIC、ITP、TTP）	出血时间和 aPPT 延长，PT 正常或延长

aPPT，活化局部凝血酶原激酶时间；DIC，弥散性血管内凝血；ITP，特发性血小板减少性紫癜；PT，凝血酶原时间；TTP，血栓性血小板减少性紫癜。

三、血栓形成

血栓

黏高流缓内膜伤，心管凝血粗块状。溶解吸收或脱落，钙化机化再通畅。

血栓形成的条件和机制

血管内膜受损伤，血液黏滞性增加，

血流缓慢方向乱，血栓形成可能大。

表 3-7　血栓形成条件及机制

条件	机制
血管内膜损伤	① 释放组织因子，激活外源性凝血系统 ② 暴露胶原：激活内源性凝血系统 ③ 活化血小板：黏附、聚集、释放反应形成血小板血栓
血流状态的改变	① 血流速度↓、停滞 ② 血流方向紊乱 } 有利于血栓形成
血液黏滞性增加	① 血小板或凝血因子↑ ② 纤溶系统活性↓

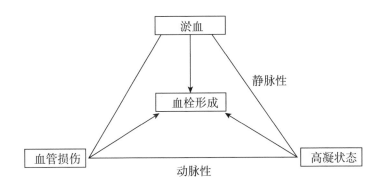

图 3-4　血栓形成三要素

增加血栓形成的危险因素

血栓形成危险大，多种因素促进它。

表3-8　增加血栓形成的危险因素

原发性的（遗传性的）	弥散性血管内凝血
因子 V 的突变	血栓形成性血小板减少症
抗凝血酶Ⅲ缺乏	高胱氨酸尿症
蛋白 C 或 S 缺乏	血栓形成的低危险因素
纤维蛋白溶解缺陷	心室颤动（室颤）
其他联合缺陷	心肌病
继发性的（获得性的）	肾病综合征
血栓形成的高危险因素	高雌激素状态
长期卧床或缺乏运动	口服避孕药
心肌梗死	镰状细胞贫血
组织损伤（外伤、骨折、烧伤）	吸烟
癌症	高危妊娠 / 过期分娩
修复的心瓣膜	高脂血症
狼疮性抗凝血	血小板增多症
急性髓细胞性白血病	

血栓形成的过程

白色头，混合体，红色尾，血栓全。

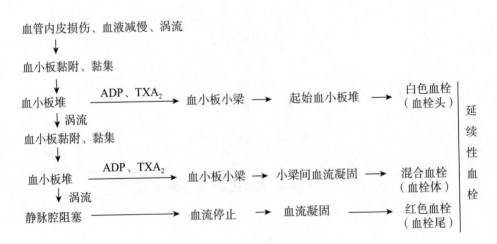

图3-5　血栓形成过程
ADP，腺苷二磷酸；TXA_2，血栓素 A_2

血栓的类型

血栓类型分四种，白色红色混合栓，透明血栓在毛细，肉眼难见镜下观。

表3-9　各种血栓常见部位及形态特点

血栓类型	常见部位	镜下形态特点	肉眼形态特点	举例
白色血栓	心瓣膜、心腔内、动脉内	血小板为主，其上附有中性粒细胞及纤维蛋白等	灰白色，表面粗糙，与血管壁黏着紧密	风湿性心脏病、感染性心内膜炎、动脉粥样硬化受损处的血栓
混合血栓	心腔内、动脉内、延续性血栓的体部	血小板梁上附有中性粒细胞与纤维蛋白，网罗了大量红细胞交错排列	质较实、干燥、呈红白相间波纹状，与管壁粘连紧密	心房颤动（房颤）或二尖瓣狭窄时左房的球形血栓；动脉瘤内的血栓
红色血栓	静脉内、延续性血栓尾部	纤维蛋白网架，网罗大量正常比例的血液有形成分（红细胞占优势）	新鲜时，暗红、湿润、有弹性，与血管壁不相粘连（与死后血凝块相似），陈旧时，干燥、无弹性、质脆易碎、暗红	容易脱落引起栓塞
透明血栓	微循环小血管内	主要由纤维蛋白构成，有少量血小板，呈均质红染状态（又称纤维蛋白血栓）	肉眼观察不到（故称为微血栓）	休克晚期DIC的微小血栓

血栓的形态特征

栓硬质脆易碎裂，粗糙无光表面干。红白相间或白色，栓头管壁紧贴连。
管腔胀大而饱满，死后凝块正相反。

表3-10　血栓与死后血凝块的鉴别要点

项目	血栓	死后血凝块
表面观	干燥、粗糙、无光泽	湿润、光滑、有光泽
质地	较硬、质脆易碎	柔软、富于弹性
色泽	白色或红白相间，呈条纹状	暗红色、上层淡黄色，呈鸡脂状
与血管壁的关系	血栓头与血管壁紧密粘连	无粘连、易分离
血管变化	被胀大而显饱满	不饱满

血栓的结局

血栓结局有数种：软化吸收并自溶；血栓机化变牢固，

溶解收缩可再通：血栓长久难机化，钙盐沉着石样硬。

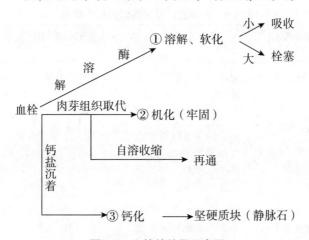

图 3-6 血栓的结局示意图

表 3-11 血栓的结局

血栓的结局	说明
软化、溶解、吸收	血栓内的纤溶酶和蛋白溶解酶，使血栓软化并逐渐被溶解吸收
机化、再通	内皮细胞、成纤维细胞和成肌纤维细胞从血管壁长入血栓并逐渐取代血栓，部分被阻塞的新生毛细血管重建血流
钙化	血栓中发生钙盐沉着，成为静脉石或动脉石

血栓对机体的影响

血栓有利有不利，血栓堵塞管破裂，止血防感染蔓延，不利塞栓阻血管。

心瓣膜病可引起，诱发休克 DIC。

表 3-12 血栓对机体的影响

血栓对机体的影响	说明
有利影响	对破裂的血管起止血的作用
不利影响	
阻塞血管	①动脉阻塞导致组织萎缩坏死 ②静脉阻塞导致淤血、水肿、出血，坏死
栓塞	血栓脱落成为栓子引起栓塞
心瓣膜变形	心瓣膜发生血栓引起瓣膜增厚变硬、粘连、狭窄或关闭不全
广泛性出血	微循环内广泛性纤维素性血栓形成——DIC 休克

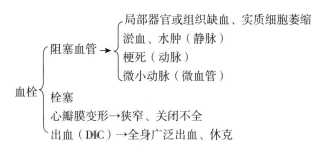

图 3-7 血栓对机体的不利影响

血栓对机体也有一定的有利作用，能止血，防止感染蔓延

四、栓塞

栓子运行的途径

一右：静脉系统及右心栓子。

二左：动脉系统及左心栓子。

三门：门静脉系统栓子。

四叉：交叉性栓子。

五逆：逆行性栓子。

表 3-13 栓子运行途径

来自不同血管系统的栓子	栓子运行途径
静脉系统及右心栓子	引起肺栓塞
主动脉系统及左心栓子	阻塞于各器官的小动脉内，常见于脑、脾、肾及四肢的指、趾部等
门静脉系统栓子	阻塞于肝门静脉分支
交叉性栓塞	来自右心或腔静脉系统的栓子，在右心压力升高的情况下通过先天性房（室）间隔缺损到达左心，再进入体循环系统引起栓塞
逆行性栓塞	下腔静脉内血栓，在胸、腹压突然升高时，使血栓一时性逆流至肝、肾、髂静脉分支并引起栓塞

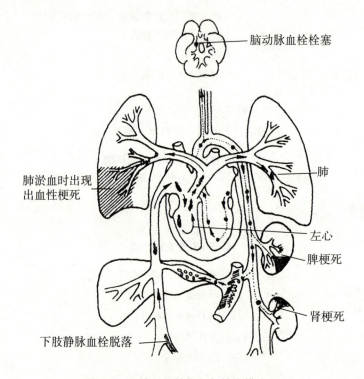

脑动脉血栓栓塞

肺

左心

脾梗死

肾梗死

肺淤血时出现
出血性梗死

下肢静脉血栓脱落

图 3-8　血栓运行的途径与栓塞模式图

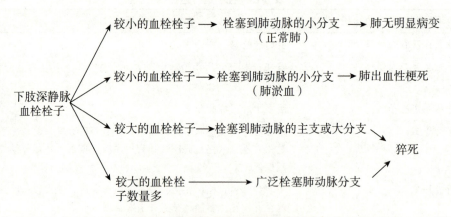

较小的血栓栓子 → 栓塞到肺动脉的小分支 → 肺无明显病变
（正常肺）

较小的血栓栓子 → 栓塞到肺动脉的小分支 → 肺出血性梗死
（肺淤血）

下肢深静脉
血栓栓子

较大的血栓栓子 → 栓塞到肺动脉的主支或大分支

较大的血栓栓
子数量多 → 广泛栓塞肺动脉分支

猝死

图 3-9　血栓栓子大小对机体的影响

栓塞的类型

不溶血液异常物，随血流动血管阻，血栓脂肪空气栓，断流缺氧起病速。

表 3-14 栓塞的类型及影响

类型	栓子来源	栓塞部位	影响
血栓栓塞	下肢静脉栓塞（90%，见于大手术、分娩、长期卧床、心功能衰竭）	肺动脉主干或分支	猝死、肺梗死
	左心（常见，见于感染性心内膜炎赘生物、附壁血栓）	体循环动脉分支	脾、肾、脑梗死，肠段湿性坏疽
	各动脉分支（少见于动脉粥样硬化、动脉瘤）		下肢末端干性坏疽
气体栓塞			
空气栓塞	空气经颈、胸部破裂的大静脉、分娩破裂的子宫静脉进入血液	右心和肺动脉，体循环动脉	量少，无严重后果；多于100ml导致猝死，偶尔可致脑梗死
氮气栓塞（减压病）	人体从高气压环境迅速进入低压环境，游离的氮气进入血液	肺动脉、体循环动脉	① 少量：相应局部症状 ② 大量：严重循环障碍，甚至死亡
羊水栓塞	分娩时羊水进入破裂的子宫壁静脉窦	肺动脉分支，少见于体循环动脉分支	肺动脉栓塞，DIC，变态反应性休克
脂肪栓塞	长骨骨折和脂肪组织挫伤，游离脂滴进入破裂静脉；高脂血症游离的脂滴进入血管	肺末梢血管、体循环动脉	① 少量：无严重影响 ② 大量（75%肺循环栓塞）：右心衰竭死亡
其他栓塞			
肿瘤栓塞	恶性肿瘤	肺、肝等器官	肿瘤转移
细菌栓塞	感染病灶	肺、肝等器官	感染扩散

肺动脉栓塞与体循环栓塞的比较

两类栓塞相比较，来源后果有差异。

表 3-15　肺动脉栓塞与体循环栓塞的比较

	肺动脉栓塞	体循环动脉栓塞
栓子来源	下肢深静脉（腘静脉、股静脉、髂静脉）	左心 [亚急性细菌性心内膜炎（SBE）赘生物、心肌梗死心腔内附壁血栓、动脉粥样硬化（AS）表面血栓]
后果	① 单个 / 少数中小栓子： a. 栓塞肺动脉小分支（一般无严重后果） b. 栓塞前肺已有淤血时，肺出血性梗死 ② 大血栓栓子栓塞肺动脉主干或大分支导致猝死，机制包括： a. 肺动脉内阻力急剧增加，造成急性右心衰竭 b. 神经反射致肺动脉、冠状动脉、支气管动脉致急性右心衰竭和窒息 c. 栓子内血小板释出 5-羟色胺（5-HT）及血栓素 A_2，亦可引起肺血管的痉挛 ③ 大量小栓子广泛栓塞肺动脉小分支可引起右心衰竭，患者呼吸困难、发绀、休克、猝死	后果视栓塞部位动脉供血状况而定 ① 在肾、脾、脑（大脑中、前动脉区域），因其由终末动脉供血，缺乏侧支循环，动脉栓塞多造成局部梗死 ② 下肢大动脉以及肠系膜动脉主干栓塞亦会造成梗死 ③ 上肢动脉吻合支异常丰富，肝有肝动脉和门静脉双重供血，故很少发生梗死

五、梗死

🦅 **梗死**

管闭不能建侧支，动脉断流致坏死。贫血出血白红色，脾肺肾脏肠心肌。

表 3-16　梗死形成的原因和条件

梗死的原因和条件	说明
梗死的原因	
血栓形成	梗死最常见的原因
动脉栓塞	大多由血栓脱落引起
动脉痉挛	冠状动脉粥样硬化，发生痉挛，引起心肌梗死
血管受压闭塞	肠扭转、肠套叠和嵌顿疝时，肠系膜静脉和动脉受压或血流中断
梗死形成条件	
供血血管的类型	双重血液循环的器官不易引起梗死，动脉的吻合支少的组织器官易发生梗死

梗死的原因和条件	说明
血流阻断发生的速度	缓慢发生血流阻断可逐渐建立侧支循环，不易发生梗死
局部组织对缺血的敏感程度	神经细胞、心肌细胞的耐受性低，骨骼肌、结缔组织耐受性高
血液含氧量	严重贫血、失血、心力衰竭（心衰）时，血氧含量降低，即使血流部分阻断，亦可造成心、脑梗死

梗死的类型

梗死分为三类型，贫血出血败血性。

表 3-17　梗死的类型

类型	病理变化	好发部位
贫血性梗死	梗死灶呈灰白色	组织结构致密、侧支循环不充分的实质器官，如脾、肾、心和脑组织
出血性梗死	梗死灶呈暗红色	组织结构比较疏松，侧支循环较充分的器官，如肠、肺
败血性梗死	梗死灶内可见有细菌团及大量炎细胞浸润，若有化脓性细菌感染时，可出现脓肿形成	由含有细菌的栓子阻塞血管引起

梗死灶的形态特征

梗死灶，有特点，形态质地颜色变。

表 3-18　梗死灶的形态特征

梗死灶的形态特征	说明
梗死灶的形状	取决于该器官的血管分布方式：如脾、肾、肺等血管呈锥形分支，故梗死灶也呈锥形
梗死灶的质地	取决于坏死的类型：实质器官如心、脾、肾的梗死为凝固性坏死；新鲜时，由于组织崩解，局部胶体渗透压升高而吸收水分，使局部肿胀，表面和切面均有微隆起；陈旧性梗死因含水分较少而略呈干燥，质地变硬，表面下陷；脑梗死为液化性坏死，新鲜时质软疏松
梗死的颜色	取决于病灶内的含血量，贫血性梗死颜色灰白，出血性梗死颜色暗红

常见梗死灶的形态特征

肾白楔，脾白楔，肺红楔，肠红段，心地图。

表3-19 常见的梗死举例

梗死部位	梗死类型	肉眼特点	镜下特点
心肌梗死	贫血性梗死	灰白色，不规则地图状	凝固性坏死，晚期瘢痕组织修复
肾梗死	贫血性梗死	灰白色，楔形，尖端向血管阻塞的部位，底部靠近脏器的表面，浆膜面常有纤维素性渗出物被覆	凝固性坏死，晚期瘢痕组织修复
脾梗死	贫血性梗死	灰白色，楔形，尖端向血管阻塞的部位，底部靠近脏器的表面，浆膜面常有纤维素性渗出物被覆	凝固性坏死，晚期瘢痕组织修复
脑梗死	多为贫血性梗死	灰白色，不规则地图状	液化性坏死，晚期胶质瘢痕组织修复
肺梗死	出血性梗死	暗红色，楔形，尖端向血管阻塞的部位，底部靠近脏器的表面，浆膜面常有纤维素性渗出物被覆	凝固性坏死
肠梗死	出血性梗死	暗红色，节段性，浆膜面常有纤维素性渗出物被覆	肠壁淤血、水肿、出血、坏死

白色梗死

动脉栓塞所引起，好发心脑肾和脾，梗死可见灰白灶，贫血性梗也被叫。

红色梗死

静脉淤血动脉阻，好发肺部和肠道，梗死可见暗红灶，出血性梗也被叫。

表3-20 白色梗死和红色梗死的比较

梗死类型	白色梗死（贫血性梗死）	红色梗死（出血性梗死）
发生机制	动脉栓塞	动脉栓塞，严重的静脉淤血，淤血静脉及毛细血管壁损害，组织疏松
大体观	梗死多发生在脏器边缘，脾、肾的梗死灶呈锥形，尖端向血管阻塞的部位，底部靠脏器表面，心肌梗死灶呈不规则地图状	① 肺：常位于下叶，锥形，尖端指向肺门，基底靠近胸膜，有纤维蛋白渗出 ② 肠：早期肠段苍白，随后淤血水肿，相应肠系膜出血、坏死及纤维蛋白渗出

续表

梗死类型	白色梗死（贫血性梗死）	红色梗死（出血性梗死）
镜下观	梗死灶分三个部分： ① 中央区，坏死彻底，但结构轮廓可辨认 ② 梗死灶周围，坏死不彻底，可见炎症反应，后期可形成肉芽组织 ③ 最外层为充血出血带	① 肺：梗死灶内充满红细胞，肺泡壁结构模糊，周围可充血出血 ② 肠：早期各层结构可辨，血管扩张充血出血，以黏膜下层和浆膜层较明显，后期肠壁结构不清，常伴有细菌感染
好发部位	脾、肾、心、脑	肺、肠

两者的相同点为均由局部组织血液循环中断而导致缺血坏死（梗死）。

梗死对机体的影响

梗死部位不相同，临床表现亦不同。

表 3-21 梗死对机体的影响

梗死部位	对机体影响
肾、脾梗死	影响较小，肾梗死通常出现腰痛和血尿，不影响肾功能
肺梗死	胸痛和咯血
肠梗死	剧烈腹痛、血便、腹膜炎症状
心肌梗死	影响心脏功能，严重者可导致心力衰竭甚至猝死
脑梗死	相应部位的功能障碍，梗死灶大者可致死
四肢、肺、肠梗死	继发腐败菌感染造成坏疽

梗死的结局为肉芽组织形成、机化、瘢痕形成、包裹钙化等。

六、水肿

水肿

血浆胶渗压力降，毛细血管压力升。

淋巴回流受阻碍，毛细管壁通透增，

以上情况严重时，局部水肿会发生。

全身水肿主在肾，钠钾潴留是根本。

表 3-22　水肿的发生机制

因素	机制	举例
局部性因素		
毛细血管流体静压↑	微动脉扩张静脉回流受阻	炎性水肿，右心衰竭
血浆胶体渗透压↓	① 蛋白质合成↓	营养不良、肝硬化、
	② 蛋白质丧失过多，蛋白质	肾病综合征、
	分解代谢↑	恶性肿瘤、慢性感染
微血管壁通透性↑	微血管壁受损	烧伤、荨麻疹
淋巴回流受阻	淋巴管堵塞或受压	丝虫病、恶性肿瘤
全身性因素		
肾小球滤过率↓	广泛肾小球病变有效循环血量明显↓	急、慢性肾小球肾炎，心力衰竭
肾血流重新分配	分配到肾髓质的血量，而分布到皮质的血量↓	有效循环血量↓
近曲小管水、钠重吸收↑	肾小球滤过分数↑，利钠激素分泌↓	心力衰竭、肾病综合征，有效循环血量↓
远曲小管和集合管水、钠重吸收↑	醛固酮分泌↑，醛固酮灭活↓，ADH 分泌↑	肝硬化、心力衰竭

局部性因素是由于血管内外液体交换失衡导致组织液生成量大于回流量；全身性因素是由于体内外液体交换失衡导致钠水潴留。

表 3-23　水肿的概况

基本要点	说明
分类	
全身性水肿	心源性水肿、肾性水肿、肝源性水肿、营养不良性水肿、特发性水肿等
局部性水肿	炎性水肿、淋巴性水肿、血管神经性水肿
病理变化	
肉眼	组织肿胀，颜色苍白而质软，切面有时呈冻胶状
镜下	水肿液积聚于细胞和纤维结缔组织之间或腔隙内，HE 染色为透亮空白区，细胞外基质成分被水肿液分隔
对机体影响	体重急剧增加是细胞外液容量增加最好的指征，心源性水肿发生在肢体低垂处（脚踝或卧床时的背部）；肾源性发生在组织间隙压力最低处（眼睑）；肝源性水肿常表现为腹水

第四章 炎 症

一、炎症的概述

炎症的原因

致炎因素有多种，生物理化因子等，坏死组织与过敏，损伤组织致炎症。

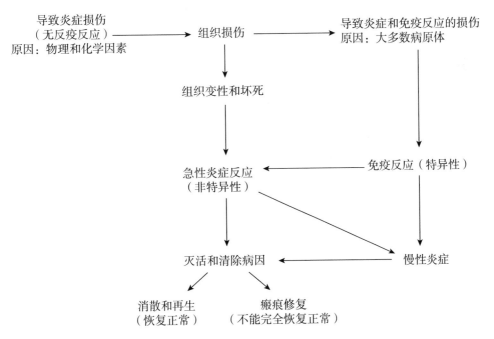

图 4-1 机体对于损伤的反应——炎症

表 4-1 炎症的常见原因

致炎因子	说明
生物性因子	细菌、病毒、支原体、真菌、立克次体、寄生虫等
物理性因子	高热、低温、放射性物、紫外线
化学性因子	强酸、强碱、松节油、芥子气，体内分解产物
坏死的组织	为潜在的致炎因子
变态反应	可造成组织损伤，引发炎症

炎症的类型

变质渗出增生炎，三型区别很明显。渗出浆液纤维素，化脓出血据病变。

炎症的经过

急性变质渗出高，浸润中性为主要。慢性增生变重要，淋巴巨嗜主细胞。

炎症过程的血管现象（第一期）

血管痉挛数秒钟，随后扩张血管红，血流减慢高通透，血浆渗出局部肿。

炎症过程的白细胞渗出（第二期）

炎症介质来帮忙，白C贴紧穿管墙，趋化因子起作用，游往细菌有方向。
多方帮助把菌吞，糖脂代谢得加强，酸境酶类氧化物，杀菌消化扫战场。

炎症过程的组织血管增生修复（第三期）

血管内皮和巨嗜，成纤维C都增殖，毛细血管也增殖，局限修复坏组织。

炎症的基本病理变化

局部组织变化程，变质渗出与增生，变性坏死为变质，渗出增生是抗争。

变质

致炎外因与内因，细胞间质先变性，形态功能都改变，重致坏死代谢停。

渗出

血管反应通透高，利渗液体与细胞。炎C浸润红肿热，有害物质稀释了。

增生

巨嗜纤维与内皮，炎因刺激可增殖，吞排病原修损伤，增生多见慢性时。

表 4-2 炎症的基本病理变化

	变质	渗出	增生
定义	炎症局部组织发生的变性坏死统称为变质	血管内的液体和细胞等成分通过血管壁进入血管外（如组织间隙、体腔及体表）的过程	包括实质细胞和间质细胞的增生
原因及机制	①致病因子的直接干扰、破坏细胞的代谢②局部血液循环障碍③炎症介质作用：血管扩张、血管壁通透性增加、趋化作用和对组织的损伤等	液体渗出的原因：①血管壁通透性增加②组织渗透压增加③微循环流体静脉压升高	①生长因子的刺激②成纤维细胞产生大量的胶原纤维

续表

	变质	渗出	增生
病理特点	① 实质细胞：发生变性及坏死 ② 间质细胞：黏液变性和纤维素坏死	① 液体成分、纤维素等蛋白质和各种炎细胞可渗出组织、体表、体腔和黏膜表面 ② 水肿：液体渗出到组织间隙积液；液体聚集于浆膜腔内	① 实质成分增生：鼻黏膜慢性炎时，上皮细胞和腺体增生，形成炎性息肉 ② 间质细胞增生：包括组织细胞、成纤维细胞、内皮细胞等
意义	一般说来是损伤性过程	是炎症特征性病变，有一定防御作用，但渗出过多对机体也有不利的影响	有限制炎症扩散和修复作用，是对损伤的修复

渗出液

常因炎症而产生，比重较大颜色深，蛋白细胞均较多，自行凝固是特征，Rivalta 试验阳性，有时可见病原菌。

漏出液

并非炎症所引起，颜色较浅比重小，放置可能不凝固，蛋白细胞均较少，Rivalta 试验阴性，病原菌则难见到。

表 4-3　漏出液与渗出液的比较

鉴别	漏出液	渗出液
原因	非炎症	炎症
形成机制	血浆超滤、血管通透性无增加	血管通透性明显增加
外观	澄清	混浊
比重	<1.012	>1.012
凝固性	不易自凝	常自行凝固
蛋白含量	低	较高
蛋白质类型	清蛋白	多种蛋白质 [1]
Rivalta 实验 [2]	阴性	阳性
纤维蛋白	无	有
细胞数	常 <100/μl	常 >500/μl
细菌	无	可找到病原菌

[1] 含有清蛋白、球蛋白、补体、免疫球蛋白等。

[2] Rivalta 实验为醋酸沉淀实验，渗出液含有大量黏蛋白，可为 0.1% 醋酸所沉淀而呈阳性反应。

炎症的局部表现

炎症局部见五样：红肿热痛功能障。

表4-4 炎症局部表现及机制

局部表现	产生机制
红	血管扩张、充血
肿	炎性渗出、慢性炎症主要由于局部组织增生
热	局部血流增多、血流加快、代谢水平增高
痛	局部张力增高，压迫或牵拉神经末梢，炎症介质的作用
功能障碍	组织损伤、炎性水肿、疼痛、代谢异常

炎症时可发生的全身反应

发热嗜睡及厌食，末梢白增总数，AP合成量增加，肌肉蛋白降解速。

注：AP是指急性期反应蛋白。

表4-5 炎症是可能发生的全身反应

全身反应	产生机制
发热	致热源使体温调节中枢调定点上移，使机体产热增加，散热量减少，体温升高；是机体的一种保护性反应
末梢白细胞增多	炎症介质作用下的防御反应，白细胞总数增高，对增高的白细胞分类计数具有临床诊断价值
补体和凝血因子合成增多	炎症介质作用下的防御反应
肌肉蛋白降解加速	分解代谢增强
嗜睡、厌食	毒血症状

二、急性炎症

急性炎症过程中血流动力学的改变

急性炎症血流变，依次进行三时相，短暂收缩细动脉，损伤之后立即现，
血管扩张血流速，面部发红又发热，随后血流速减慢，血流甚至可停滞。

表 4-6 急性炎症过程中血流动力学的改变

血流动力学改变	说明
细动脉短暂收缩	其机制可能是神经源性，某些化学物质也能引起血管收缩，损伤后立即出现，持续数秒钟
血管扩张，血流加速	主要是炎症介质的作用，神经的轴突反射也参与血管的扩张，可引起局部发红和发热
血流速度减慢	微血管通透性升高，血管中液体外渗使血管内红细胞聚集和黏滞度增加，血流减慢甚至血流停滞

血管壁通透性增高

直接损伤内皮 C，内皮收缩穿胞增。新生血管高透性，白 C 介导内皮损。

表 4-7 血管壁通透性增高的主要机制和特点

机制	特点
内皮细胞收缩和（或）穿胞作用增强	① 组织胺、缓激肽、白细胞三烯和 P 物质使内皮细胞迅速收缩 ② IL-1、TNF、干扰素、缺氧使内皮细胞的细胞骨架重构 ③ 影响细静脉
直接损伤内皮细胞	① 烧伤、化脓菌等因素，或 X 线、紫外线直接损伤内皮，内皮细胞坏死脱落 ② 影响全部微循环
白细胞介导内皮细胞损伤	黏附内皮细胞后释放氧化代谢产物和水解酶；主要影响细静脉和毛细血管
新生血管通透性高	细胞连接不健全，主要影响毛细血管

IL-1，白细胞介导素；TNF，肿瘤坏死因子。

表 4-8 血管壁通透性增高的主要类型和原因

类型	持续时间	部位	原因	机制
速发短暂型	立即发生，持续 10 ~ 30min	细静脉	内皮细胞收缩	化学递质（组胺、缓激肽、白三烯、P 物质）的作用，内皮细胞骨架重组（IL-1、TNF、低氧所致）
速发持续反应	立即发生，持续数小时至数天	微循环血管	内皮细胞损伤	严重的直接血管损伤（严重烧伤或化脓菌感染）
迟发持续反应	2 ~ 12h 发生，持续数小时至数天	毛细血管、细静脉	内皮细胞	轻至中度损伤、X 线和紫外线、细菌毒素

炎症渗出对机体的影响

炎症渗出对机体,既有利来又有弊。

表 4-9 炎症渗出对机体的影响

对机体的影响	说明
有利的影响	
稀释和中和毒素	减轻毒素对局部的损伤作用
带来抗体和补体	有利于消灭病原体
带来营养物质	为局部浸润的白细胞提供营养和带走代谢产物
纤维蛋白的多种作用	渗出的纤维蛋白交织成网,可限制病原微生物扩散;有利于白细胞的吞噬作用;可成为修复的支架;有利于成纤维细胞产生胶原纤维
利于产生细胞和体液免疫反应	渗出物中的病原微生物和毒素被带到局部淋巴结引起免疫反应
不利的作用	
有压迫和限制作用	例如肺泡渗出液可影响换气功能,心包积液影响心脏的舒缩功能,喉头严重水肿可引起窒息
纤维素吸收不良可发生机化	可引起肺肉质变、浆膜粘连、浆膜腔闭锁

白细胞

有核无核白细胞,血管之中球形貌,有粒再分中酸碱,单核淋巴无核瞧。

表 4-10 白细胞的种类和功能

白细胞	功能	所参与的炎症类型
中性粒细胞	吞噬细胞、坏死组织碎片及抗原抗体复合物,生产成炎症介质及趋化因子	急性炎症及化脓性炎症
单核-巨噬细胞	吞噬较大病原体、异物或组织碎片	急性炎症、慢性炎症、非化脓性炎症、特异性免疫反应
嗜酸性粒细胞	吞噬抗原抗体复合物	急性炎症、变态反应及寄生虫感染
淋巴细胞、浆细胞	产生淋巴因子及免疫球蛋白	慢性炎症、变态反应及病毒感染

白细胞的吞噬功能

首先识别和附着,吞噬进入溶酶体,通过酶解和氧化,杀伤降解吞噬体。

表 4-11 白细胞的吞噬过程

吞噬过程	说明
识别和附着	白细胞在调理素的参与下，通过细胞表面非特异性受体，识别和吞噬病原体和坏死细胞
吞入	白细胞伸出伪足，包围吞噬物形成泡状吞噬体，与初级溶酶体融合形成吞噬溶酶体
杀伤和降解	进入吞噬溶酶体的细菌可被依赖/非依赖氧的途径杀伤和降解

急性炎症的类型

急性炎症六类型，病变特征是其名，浆液卡他纤维素，出血假膜化脓性。

表 4-12 急性炎症的类型及病变特征

类型	特点	常见原因
浆液性炎	以浆液渗出为特点，可形成水泡（皮下）、水肿（组织间隙）和积液	烧伤、多种细菌感染
卡他性炎（黏膜）	浆液性炎症渗出物沿黏膜顺势下流	流感、过敏
纤维素性炎	过量的纤维素形成	毒力强的细菌感染，如肺炎链球菌
出血性炎	病灶内血管损伤严重，渗出物含大量红细胞	毒力特别强的微生物（细菌、病毒、真菌）感染，常见于鼠疫、炭疽、单纯疱疹性脑炎、毛霉菌病
假膜性炎	发生于黏膜的纤维素性炎，伴有假膜形成	毒力强的细菌感染，如白喉杆菌、痢疾杆菌
化脓性炎	中性粒细胞渗出，伴有组织的液化性坏死，脓液形成	化脓性细菌感染，如金黄色葡萄球菌、链球菌、革兰氏阴性杆菌、厌氧菌

炎症介质的共同特点

来自细胞和血浆，作用方式有多种，作用短暂失活性，效应结果不相同。

表 4-13 炎症介质的共同特点

特点	解释
来源	
血浆	以前体形式存在，经蛋白水解酶激活
细胞	以细胞内颗粒形式储存，需要时释放或即刻合成
不同作用方式	①大多数炎症介质通过与靶细胞表面的受体结合，发挥生物活性作用 ②某些炎症介质具有酶活性或可介导氧化损伤

续表

特点	解释
不同的效应结果	① 作用于靶细胞可产生次级炎性介质，放大或抵消初级炎症介质作用 ② 可作用于一种或多种靶细胞；对不同组织和细胞产生不同效应
精细控制， 半衰期短	炎症介质一旦被激活释放在细胞外，半衰期十分短暂，很快衰变，被降解、灭活、抑制或清除

炎症介质的种类及作用

5-羟色胺组织胺，溶酶体酶白三烯，淋巴因子前列素，激肽纤肽活补体，

扩张血管高通透，炎症坏死引白 C。

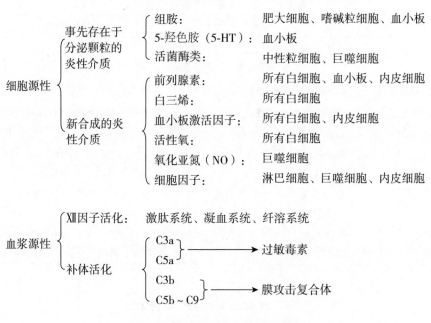

图 4-2　常见的炎性介质及其来源

表 4-14 常见炎症介质的种类、来源及主要作用

种类	介质	来源	主要作用					
			扩张血管	通透性增加	趋化作用	发热	疼痛	组织损伤
细胞释放	组织胺、5-羟色胺	肥大细胞、嗜碱性粒细胞、血小板	+	+				
	前列腺素	各种组织细胞	+			+	+	
	白细胞三烯	各种组织细胞		+	+			
	活性氧代谢产物	中性粒细胞、单核细胞		+				+
	溶酶体成分	中性粒细胞、单核细胞		+	+			+
	细胞因子和化学因子	淋巴细胞和单核巨嗜细胞		+	+			
	血小板激活因子	噬碱性粒细胞、肥大细胞、中性粒细胞、单核细胞		+	+			
	氧化亚氮	内皮细胞、巨嗜细胞、特定神经细胞	+					+
	神经肽	肺、胃肠道的神经纤维	+	+				
体液产生	缓激肽	激肽系统	+	+			+	
	C3a、C5a	补体系统		+	+			
	凝血酶	凝血系统		+	+			
	Xa 因子	凝血系统		+				

表 4-15 主要炎症介质的作用

功能	炎症介质种类
血管扩张	组胺、缓激肽、PGI_2、PGE_2、PGD_2、PGF_2、NO，P 物质，C3a，C5a
血管通透性升高	组胺、缓激肽、C3a、C5a 白细胞三烯 C4、D4、E4，P 物质，阳离子蛋白，PAF、活性氧化代谢产物，PG，纤维蛋白多肽
趋化作用	白细胞三烯 B4、C5a、细菌产物、中性粒细胞阳离子蛋白，细胞因子（IL-8、TNF），PAF，纤维蛋白多肽
发热	细胞因子（IL-1、TNF），PG，白细胞三烯
疼痛	PGE_2、缓激肽、白细胞三烯
组织损伤	氧自由基、溶酶体酶

PG，前列腺素；PAF，血小板活化因素；TNF，肿瘤坏死因子；IL，白细胞介导素。

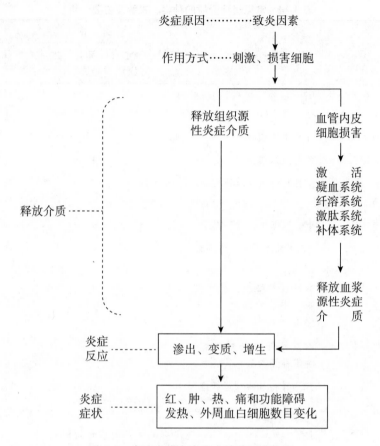

图 4-3　炎症介质在炎症中的地位和作用

急性炎症的类型

按照病程分四种，超急急性亚慢性，按照病变分三类，变质渗出和增生。

表 4-16　急性炎症按病程分类

类型	时间	病变特点	举例
超急性炎症	数小时至数天	起病急，炎症反应剧烈，以变性、坏死、渗出为主	急性重型肝炎、暴发型脑膜炎
急性炎症	数天至一个月	起病急，病变以变性、坏死为主或中性粒细胞渗出为主	急性阑尾炎、急性扁桃体炎
亚急性炎症	一个月至数月	临床过程介于急、慢性炎症之间，大多数由急性转化而来，可见变质、渗出及增生性改变	亚急性重型肝炎、亚急性心内膜炎
慢性炎症	六个月以上至数年	以增生病变为主	慢性肝炎、慢性支气管炎

表 4-17　急性炎症按病变性质分类

	变质性炎	渗出性炎	增生性炎
病因	主要有病毒、毒素以及化学物质引起	各种损伤刺激	病原微生物、机械损伤等慢性刺激
病变特点	组织细胞以变性坏死为主	以渗出性变化为主,包括浆液性炎、纤维素炎、化脓性炎、出血性炎等	以增生性变化为主,包括一般慢性炎症和肉芽肿性炎
临床经过	多表现为急性、亚急性经过	多表现为急性、亚急性经过	少数为急性经过,大多数为慢性过程
举例	病毒性肝炎、流行性乙型脑炎	大叶性肺炎、阑尾炎	肠炎型息肉、肾小球肾炎、伤寒

急性渗出性炎

急性渗出性炎症,临床可分四类型:纤维素性浆液性,化脓性与出血性。

表 4-18　急性渗出性炎的分类特点

	浆液性炎	纤维素性炎	化脓性炎	出血性炎
概念	以血浆蛋白渗出为主	以纤维蛋白原渗出为主,继而形成纤维蛋白,即纤维素	以中性粒细胞渗出为主,并有不同程度的组织坏死和脓液形成	渗出物中含有大量红细胞
部位	黏膜、浆膜和疏松结缔组织、皮肤	浆膜、肺、黏膜	皮肤、阑尾、脑膜、内脏、实质器官	内脏
病变特点	血管充血、上皮变性坏死脱落;间质水肿;少量炎细胞浸润	① 在黏膜形成假膜性炎:渗出的纤维素、白细胞和坏死组织的黏膜上皮等混合在一起,形成一种灰白色膜状物,可形成浮膜(易脱落)或固膜 ② 镜下:纤维素呈红染,相互交织的网状、条状或颗粒状	阑尾炎、化脓性脑膜炎、肺脓肿	血管损伤严重,组织弥漫出血伴细胞变性坏死
举例	①水泡:二度烧伤 ②水肿:毒蛇咬伤 ③关节腔积液	白喉、痢疾、大叶性肺炎、风湿性心外膜炎(绒毛心)	吸收或局部组织破坏,影响功能	流行性出血热、钩端螺旋体病、鼠疫
结局	少量可吸收,量多时可影响功能	少量可吸收,不能完全吸收时可造成局部粘连		器官功能衰竭

🖐 化脓性炎的主要类型

表面化脓和积脓，蜂窝织炎与脓肿。

表 4-19　化脓性炎的主要类型和病变特点

项目	表面化脓和积脓	脓肿	蜂窝织炎
性质	发生于黏膜和浆膜的化脓性炎	局限性化脓性炎	弥漫性化脓性炎
病因	葡萄球菌、大肠埃希菌等	常由金黄色葡萄球菌引起，产生血浆凝固酶，使纤维蛋白原变为纤维素，使病变局限	主要为溶血性链球菌，分泌的透明质酸酶，可降解疏松结缔组织中的透明质酸；分泌的链激酶，可溶解纤维素，使细菌易通过组织间隙和淋巴管扩散
好发部位	浆膜、胆囊、尿道等	内脏和皮下	皮肤、肌肉、阑尾等疏松结缔组织
病变特征	① 中性粒细胞在黏膜表面渗出：脓性卡他性炎 ② 脓液聚集于腔内：积脓	中性粒细胞渗出，伴有组织坏死溶解和脓液形成	组织中有大量中性粒细胞弥漫性浸润，但无显著的组织溶解坏死
结局	表面脓液吸收，上皮再生修复	由纤维组织修复坏死组织	脓液吸收，不留瘢痕

🖐 急性炎症的结局

急性炎症可痊愈，少数迁延为慢性。
还可蔓延和扩散，引起多种病理型。

表 4-20　急性炎症的结局

急性炎症的结局	说明
痊愈	可完全愈复；若坏死范围较大，则由肉芽组织增生修复，称为不完全愈复
迁延为慢性炎症	致炎因子在机体内持续起作用，急性炎症转变成慢性炎症
蔓延扩散	
局部蔓延	可形成糜烂、溃疡、瘘管、窦道和空洞
淋巴道蔓延	可引起淋巴管炎和所属淋巴结炎
血道蔓延	引起毒血症、菌血症、败血症和脓毒败血症

三、慢性炎症

慢性炎症的病因

多种致病微生物，内源外源毒性物，自身免疫性疾病，长期持续伤各部。

表 4-21　慢性炎症病因

病因	说明
病原微生物的持续存在	结核菌、梅毒螺旋体、某些真菌
长期暴露于内源性或外源性毒性因子	长期暴露于二氧化矽引起矽肺
对自身组织产生免疫反应	如类风湿关节炎和系统性红斑狼疮等

慢性炎症的一般病理特点

淋巴浆C单核C，长期浸润炎症灶，组织结构受破坏，炎症细胞致不如，炎症实质和间质，增生反应均来到。

表 4-22　慢性炎症的一般病理变化特点

特点	说明
炎症灶内浸润的细胞与急性炎症不同	主要为淋巴细胞、浆细胞和单核细胞
主要由炎症细胞引起组织破坏	反映了机体对损伤的持续反应
增生较明显	常有较明显的纤维结缔组织、血管及上皮细胞；腺体和实质细胞的增生，以代替和修复损伤的组织
单核 - 吞噬系统激活	一方面吞噬杀伤病原微生物，另一方面可引起组织损伤和纤维化

急性炎症与慢性炎症的比较

急性炎症起病急，炎症持续时间短，浸润主为中性粒，血管反应较明显，间质改变较轻微，炎症水肿较明显。慢性炎症与之比，二者差异很明显。

表 4-23　急性炎症与慢性炎症的区别

项目	急性炎症	慢性炎症
致病因素	致病微生物、组织损伤	持续存在的异物或致病微生物，免疫反应
临床表现	起病急，病程短	起病缓慢或由急性炎症转变而来，病程较长

项目	急性炎症	慢性炎症
血管反应	明显（血管扩张，通透性增加）	可以不明显（较弱）
炎细胞浸润	常以中性粒细胞为主，一般没有炎症细胞的分裂繁殖	慢性炎细胞（巨噬细胞、淋巴细胞、浆细胞），可有炎症细胞的增殖
间质的改变	较轻，以炎性水肿为主	成纤维细胞增生、纤维化
免疫反应类型	固有免疫为主	特征性细胞免疫为主
结局	痊愈、脓肿或慢性炎症	组织损伤、纤维化

慢性肉芽肿的常见原因

特殊致病微生物，异物留体长时期，还有某些肉芽肿，至今不明其原因。

表 4-24　慢性肉芽肿常见的病因

病因	举例
细菌感染	结核杆菌、麻风杆菌分别引起结核病和麻风
真菌和寄生虫感染	血吸虫病等
螺旋体感染	梅毒螺旋体引起梅毒
异物	手术缝线、石棉、毛皮和滑石粉等
原因不明	结节病

慢性炎症的常见类型

慢性炎症分四种，一般增生性炎症，炎性息肉与假瘤，还有炎性肉芽肿。

表 4-25　慢性炎症常见类型

类型	说明
一般增生性炎症	各种变质、渗出性炎发展到慢性炎症阶段，即转变为成纤维细胞、血管内皮细胞及组织细胞增生为主的病变
炎性肉芽肿	不同病因所致的肉芽肿有不同的形态特征
炎性息肉	炎症时，局部黏膜上皮和腺上皮及肉芽组织等增生可形成突出于黏膜表面的带蒂肿物
炎性假瘤	组织的炎性增生，形成境界清楚的肿瘤样团块，常发生于眼眶和肺

肉芽肿

慢性炎性肉芽肿，局部病变为增生，病灶常呈结节状，致病物在病灶中，
慢性炎 C 有多种，包裹病灶排成层。成纤维 C 纤维化，包绕结节最外层。
肉芽肿，有多种，各自特征不相同，仔细观察和分析，病理诊断意义重。

表 4-26　常见几种肉芽肿及其特点

肉芽肿	结构特点
风湿肉芽肿	又称风湿小体或 Aschoff 小体，结节中央为纤维素样坏死物，周围由风湿细胞及少量淋巴细胞、浆细胞组成，风湿细胞体积大、圆形、胞质丰富、核大圆形，染色质集中向核膜发散，横切面似枭眼，纵切面似毛毛虫
硅结节	早期由大量吞噬硅颗粒的巨噬细胞聚集成细胞性硅结节，可发展成纤维性结节
结核结节	中央为干酪样坏死，周围是上皮样细胞及朗格汉斯巨细胞，最外层为淋巴细胞、单核细胞和纤维细胞
麻风肉芽肿	病变类似结核结节，且可形成泡沫细胞为主要成分的肉芽肿
伤寒肉芽肿	又称伤寒小结，由吞噬了伤寒杆菌、红细胞、淋巴细胞和细胞碎片的巨噬细胞聚集成团，周围有淋巴细胞和浆细胞浸润
树胶样肿	即梅毒瘤，其结构与结核结节相似，但中央凝固性坏死不彻底，周围上皮样细胞及朗格汉斯巨细胞比较少，外周以淋巴细胞和浆细胞浸润为主
假结核结节	为日本血吸虫晚期的虫卵结节，中央有坏死或钙化的虫卵，周围为上皮样细胞及多核巨细胞，最外为淋巴细胞及成纤维细胞
结节病肉芽肿	与结核结节类似，但肉芽肿大小一致，各自境界清楚，结节中央无干酪样坏死，结节周围浸润的淋巴细胞较少
异物肉芽肿	由巨噬细胞、异物巨细胞、淋巴细胞和成纤维细胞构成，巨噬细胞及异物巨细胞的胞质内可见吞噬的异物，若异物巨大不能被吞噬，可被巨噬细胞和异物巨细胞包裹

第五章 肿 瘤

一、肿瘤的概念

🖋 肿瘤性增殖的特点

增殖方式单克隆，结构功能均正常，分化程度不成熟，病因除去继续长。

生长方式自主性，遗传异常可下传，作用机体害处多，非瘤增殖则相反。

表 5-1 肿瘤性增殖与非肿瘤性增殖的比较

	肿瘤性增殖	非肿瘤性增殖
原因	基因异常	细胞更新、损伤引起的反应、修复
增殖方式	单克隆性	多克隆性
形态结构及功能	异常	正常
生长方式	相对自主性	具有自限性
病因去除	持续生长	停止生长
遗传异常	可稳定地将遗传异常传给子代	无
对机体的影响	有害	有利

二、肿瘤的形态

🖋 肿瘤的大体形态特点

数目可多亦可少，体积可大亦可小，多种形态和颜色，临床常常可见到，

质地可硬亦可软，病理诊断可参考。

表 5-2 肿瘤的大体形态

观察项目	说明
数量	单发肿瘤只有一个，多发肿瘤有多个
大小	肿瘤体积差别很大
形态	多种多样，肿瘤形态上的差异与发生部位、组织来源、生长方式肿瘤的良恶性质密切相关
颜色	其切面一般多呈灰白色或灰红色，但可因其含血量的多少，有无病理性、坏死、出血，是否含有色素等呈不同色调
硬度	一般较其来源组织硬度增大，不同肿瘤的硬度差异很大

肿瘤的组织形态

瘤分实质和间质，主要成分是实质，肿瘤细胞构实质，决定肿瘤之性质，结缔组织和血管，构成肿瘤之间质，间质不具特异性，支持营养瘤实质。

表 5-3 肿瘤的组织形态

形态分布	形态特点
肿瘤实质	是肿瘤细胞的总称，是肿瘤的主要成分；肿瘤的生物学特点及每种肿瘤的特殊性都由其实质决定
肿瘤间质	由结缔组织和血管（有时候有淋巴管）组成，支持和营养肿瘤实质，肿瘤的间质成分不具有特异性

三、肿瘤的分化与异型性

肿瘤的异型性

细胞体大形态异，巨核多核深染质，胞质增多嗜碱性，排列紊乱无层次。

肿瘤细胞异型性

细胞大、多形性；核增大、差别大；核仁大、数目多；核分裂、常增多；病理性的核分裂，恶性肿瘤常见着。

表 5-4 肿瘤细胞异型性

分类	说明
肿瘤细胞异型性	
肿瘤细胞多形性	①肿瘤细胞之间的大小和形态有差异 ②肿瘤细胞与其来源组织的细胞有差异 ③恶性肿瘤细胞多形性明显，可出现瘤巨细胞
肿瘤细胞核多形性	①肿瘤细胞核的大小，形态不一（多核、巨核、怪核） ②核质比例增大、核膜增厚、核深染、核仁大 ③核分裂象多，有病理性核分裂象（不对称性、多极性）
胞质的异型性	①多呈嗜碱性（因胞质内核糖体增多） ②可产生异常物质成分（如激素、黏液、糖原、脂质、高蛋白和色素等）
肿瘤组织结构异型性	肿瘤组织在极向、器官样结构及其与间质的关系等方面，与其来源组织有差异

📖 肿瘤分化与异型性的关系

良性肿瘤分化好，恶性肿瘤分化差，分化好者异型小，分化差者异型大。

表 5-5　肿瘤的异型性与分化的关系

肿瘤	幼稚	成熟
分化程度	低	高
异型性	大	小
性质	恶性	良性

四、肿瘤的命名与分类

📖 肿瘤的命名

部位组织加瘤性，另有命名较特殊。

表 5-6　肿瘤的命名原则或方法

肿瘤	命名原则或方法	举例
良性肿瘤	来源组织名称＋瘤	脂肪瘤、纤维瘤
恶性肿瘤		
来源于上皮组织	来源组织名称（或形态特征）＋癌	腺癌、鳞状细胞癌
来源于间叶组织	来源组织名称＋肉瘤	平滑肌肉瘤、骨肉瘤
有癌和肉瘤成分	称为癌肉瘤	
特殊命名		
来源于幼稚组织	称为母细胞瘤	骨母细胞瘤、肾母细胞瘤
肿瘤细胞特殊	按瘤细胞的形态命名	透明细胞肉瘤
多发性良性肿瘤	称为瘤病	血管瘤病
泛指恶性肿瘤	称为癌症	
习惯命名的肿瘤		尤因肉瘤（Ewing Sarcoma）

表 5-7　常见肿瘤分类

	良性肿瘤	恶性肿瘤
上皮组织		
鳞状细胞	鳞状细胞乳头状瘤	鳞状细胞癌
基底细胞		基底细胞癌
腺上皮细胞	腺瘤	腺癌
尿路上皮（移行细胞）	尿路上皮乳头状瘤	尿路上皮癌

	良性肿瘤	恶性肿瘤
间叶组织		
纤维组织	纤维瘤	纤维肉瘤
脂肪	脂肪瘤	脂肪肉瘤
平滑肌	平滑肌瘤	平滑肌肉瘤
横纹肌	横纹肌瘤	横纹肌肉瘤
血管	血管瘤	血管肉瘤
淋巴管	淋巴管瘤	淋巴管肉瘤
骨		骨肉瘤
软骨	软骨瘤	软骨肉瘤
滑膜		滑膜肉瘤
间皮		恶性间皮瘤
淋巴造血组织		
淋巴细胞		淋巴瘤
造血细胞		白血病
神经组织和脑脊膜		
胶质细胞	胶质瘤	恶性胶质瘤
神经细胞	节细胞瘤	神经母细胞瘤、髓母细胞瘤
脑脊膜	脑膜瘤	恶性脑膜瘤
神经鞘细胞	神经鞘瘤	恶性神经鞘瘤
其他肿瘤		
黑色素细胞		恶性黑色素瘤
胎盘滋养叶细胞	葡萄胎	恶性葡萄胎、绒毛膜上皮癌
生殖细胞		精原细胞瘤
性腺或胚胎剩件中的全能细胞	畸胎瘤	无性细胞瘤 胚胎癌 恶性畸胎瘤

肿瘤标记物

各种肿瘤可标记，病理诊断好工具。

表 5-8 肿瘤标记物分类（举例）

	性质 / 分子量	相关肿瘤
胚胎性抗原标记物		
甲胎蛋白	糖蛋白 70kD	肝癌
β 癌胚抗原	80kD	结肠、肺癌
癌胚抗原	糖蛋白 600kD	结肠、直肠、乳腺癌
糖类抗原标记物		
CA125	糖蛋白 >200kD	卵巢、子宫内膜癌
CA19-9	糖蛋白 400kD	卵巢、乳腺癌
酶类标记物		
醛缩酶	160kD	肝肿瘤
碱性磷酸酶	95kD	骨、肺、白血病、肉瘤
谷胱甘肽转移酶	80kD	肝、胃、结肠肿瘤
乳酸脱氢酶	135kD	肝、白血病
前列腺特异性抗原	34kD	
激素类		
促肾上腺皮质激素	4.5kD	库欣综合征
人绒毛膜促性腺激素	45kD	胚胎绒毛膜、睾丸肿瘤
蛋白质类		
本固蛋白	22.5 ~ 45kD	多发骨髓瘤
β2 微球蛋白	12kD	多发骨髓瘤、慢性淋巴性白血病

五、肿瘤的生长与扩散

肿瘤生长方式

良性多为膨胀性，恶性多为浸润性；还有生长外生性，良性恶性均可性。

表 5-9 肿瘤的生长方式

项目	膨胀性生长	浸润性生长	外生性生长
概念	肿瘤体积逐渐增大，有如膨胀的气球将四周组织推开或挤压，但不浸润、破坏周围组织	瘤细胞侵入周围组织间隙、淋巴管或血管内，像树根长入泥土一样，浸润、破坏周围组织	体表、体腔或管道器官表面的肿瘤常向表面生长，形成乳头状、息肉状、菜花状肿物

项目	膨胀性生长	浸润性生长	外生性生长
特点	肿瘤常呈结节状，周围往往有包膜，与周围组织分界清楚	没有包膜，与邻近的正常组织紧密连接，无明显界限	恶性肿瘤外生性生长的同时，基底部也呈浸润性生长，良性肿瘤基底部无浸润性生长
肿瘤性质	多为良性肿瘤	多为恶性肿瘤	良、恶性均可
发生部位	实质器官	任何器官	体表、体腔或管道器官
临床意义	位于皮下者触诊时往往可以推动，容易手术切除，不易复发	触诊时固定不活动，肿瘤切除时范围要大，应包括部分周围正常组织，但仍可能复发	分别与良、恶性者相同

肿瘤扩散方式

肿瘤转移和扩散，直接浸延到近旁；淋巴血道也常见，种植转移见体腔。

表 5-10 肿瘤的扩散途径

扩散途径	说明
直接蔓延	癌细胞向邻近的组织或器官浸润性生长形成连续不断的瘤体
转移	
淋巴道转移	瘤细胞→输入淋巴管→局部淋巴结（边缘窦）→整个淋巴结→下一站淋巴结；它是癌的主要转移途径；可有逆行性转移或跳跃式转移；最后可经胸导管进入血流
血道转移	①肿瘤侵入体循环静脉→肺 ②肿瘤侵入肺静脉→左心→体循环动脉→全身各器官 ③肿瘤侵入门静脉→肝 ④少数肿瘤→脊椎静脉丛→脊椎、脑
种植转移	体腔（常见于腹腔）内器官的恶性肿瘤蔓延到器官表面时，瘤细胞脱落后像播种一样种植在其他器官的表面而形成转移瘤

恶性肿瘤扩散的机制

恶性肿瘤易扩散，扩散机制有四项：
胞外茎质被降解，黏附分子减数量，
癌 C 自身能移动，生长因子作用强。

表 5-11　恶性肿瘤的扩散机制

扩散机制	说明
细胞黏附分子减少	细胞黏附分子在恶性肿瘤的浸润性生长中起重要作用；肿瘤细胞之间及其与细胞外基质分子之间的黏附能力降低有利于肿瘤的扩散
细胞外基质的降解	癌细胞与基膜紧密接触后，能分泌蛋白溶解酶溶解细胞外基质，使局部产生缺损
癌细胞的移动	癌细胞通过阿米巴样运动，从基膜缺损处移出，并分解间质结缔组织，再继续移动，并侵犯血管
肿瘤血管生长因子	癌细胞可分泌肿瘤血管生长因子，促进毛细血管生长，为肿瘤的生长和扩散提供营养

表 5-12　原发瘤与转移瘤的区别

	原发瘤	转移瘤
数目	单个	多个
界限	不清	清
形态	不规则	圆形
部位	不一定	多位于器官边缘

六、肿瘤的分级与分期

肿瘤的分级与分期

恶性程度分三级，级别高者分化低；恶性程度则相反，为分化癌恶之极。

根据范围程度等，采用 TNM 分期。

表 5-13　恶性肿瘤的分级与分期

项目	分级（恶性程度）	分期（发展的早晚）
依据	① 分化程度的高低 ② 异型性的大小 ③ 核分裂数的多少	① 原发肿瘤的大小 ② 浸润的深度和范围 ③ 转移的情况
指标	Ⅰ级：分化良好，低度恶性	TNM 分期系统： T（$T_1 \sim T_4$）：代表原发灶的大小
	Ⅱ级：分化中度，中度恶性	N（$N_0 \sim N_3$）：代表淋巴结有无受累及受累的程度和范围
	Ⅲ级：分化很差，高度恶性	M（$M_0 \sim M_2$）：代表有无血行转移及转移的范围

分期中的 T（$T_1 \sim T_4$）和 N（$N_0 \sim N_3$）在不同肿瘤有不同的具体指标。

七、肿瘤对机体的影响

局部压迫和阻塞，结构功能受破坏；疼痛出血和感染，全身内分泌紊乱；

还有发热恶病质，恶性肿瘤更厉害。

表 5-14 肿瘤对机体的影响

肿瘤对机体的影响	说明
局部压迫	
压迫和阻塞	良性肿瘤的主要表现，恶性肿瘤亦可发生
破坏器官的结构和功能	多见于恶性肿瘤
疼痛	多见于恶性肿瘤，因压迫浸润局部神经所致
出血和感染	良、恶性肿瘤均可出现
全身性影响	
内分泌紊乱	见于内分泌腺的良性肿瘤和某些恶性肿瘤，异位内分泌肿瘤引起的异位内分泌综合征，以及副肿瘤综合征
发热	由肿瘤产物或合并感染引起
恶病质	常见于恶性肿瘤患者

八、良恶性肿瘤的区别

良性肿瘤的特点

分化成熟生长慢，分界清楚成膨胀；很少复发不转移，压迫阻塞有影响。

恶性肿瘤的特点

分化幼稚生长快，边界不清浸润长。较多复发有转移，压迫破坏恶病况。

表 5-15 良性肿瘤与恶性肿瘤的主要鉴别

鉴别内容	良性肿瘤	恶性肿瘤
组织结构		
分化程度	高	低
异型性	小，与其原发组织形态相似	大，与其原发组织形态差别大
细胞间质	无	有
核分裂象	少见或无	多见，并可见病理性核分裂象
生长速度	缓慢，有时可呈间断性生长与停滞	迅速

续表

鉴别内容	良性肿瘤	恶性肿瘤
继发性变化	很少发生坏死或出血	常发生坏死、出血及继发性感染
生长方式	呈膨胀性和外生性生长	呈浸润性和外生性生长
包膜	常有	无
边界	清楚	不清楚
可推动性	可推动	通常不能推动
转移	不转移	可转移（淋巴、血管或种植性转移）
复发	手术后很少复发	手术后较多复发
对机体的影响	影响小，主要为局部压迫或阻塞，如是内分泌腺肿瘤可引起相应的功能亢进	影响大，压迫、阻塞、破坏组织器官，引起出血感染及转移，晚期有恶病质，最后使患者死亡

九、常见肿瘤举例

上皮组织良性肿瘤

上皮组织良性瘤，乳头瘤和腺瘤。

表 5-16　上皮性肿瘤——上皮组织良性肿瘤

肿瘤类型	好发部位	形态特点
乳头状瘤	被覆上皮	向表面呈外生性生长，形成手指状、乳头状突起，根部有蒂与正常组织相连；镜下，每一个突起均具有血管的分支状结缔组织间质构成其轴心，表面覆盖着增生的上皮
腺瘤		
囊腺瘤	卵巢、甲状腺、胰腺	腺瘤组织中腺体分泌物淤积，腺腔扩大形成大小不等的囊腔
纤维腺瘤	女性乳腺	腺上皮细胞增生形成腺体，大量纤维结缔组织增生，共同构成瘤的实质
多形性腺瘤	唾液腺（尤其腮腺）	由腺组织、黏液样及软骨样组织等多种成分混合组成
息肉样腺瘤	黏膜（直肠、结肠、胃等部位）	呈息肉状，有蒂与黏膜相连

上皮组织恶性肿瘤

上皮组织瘤恶性，临床通常称癌症。

表 5-17 上皮性肿瘤——上皮组织恶性肿瘤

肿瘤类型	好发部位	形态特点
鳞状上皮癌	皮肤、口腔、唇、食道、喉、子宫颈、阴茎等处	肉眼呈菜花状、癌组织脱落可形成溃疡，深部组织受浸润；镜下癌细胞有明显异型性及较多的核分裂象，癌巢中可见到细胞间桥或角化珠（癌珠）
基底细胞癌	眼睑、颊、鼻翼等处	癌巢主要由浓染的基底细胞样的癌细胞构成，表面常形成溃疡，并可破坏局部深层组织
移行上皮癌	膀胱、肾盂	肉眼呈乳头状，多发性，可溃破并向深层浸润；镜下见癌细胞似移行上皮，呈多层排列，异型性明显
腺上皮癌		
腺癌	胃肠、胆囊、子宫体等	癌细胞形成大小不等、形状不一、排列不规则的腺样结构，细胞不规则地排列成多层，核大小不一，核分裂象多见
黏液癌（胶样癌）	胃、肠	癌组织呈灰白色，浸润，半透明如胶冻样；镜下见黏液聚集在癌细胞内将核挤向一侧，使细胞呈印戒状；黏液在腺腔中形成黏液池，有散在或小堆的印戒状癌细胞漂浮于其中
实质癌（单纯癌）	乳腺、胃、甲状腺	癌巢为实体性，无腺腔样结构，癌细胞异型性高，核分裂象多见

间叶组织良性肿瘤

间叶组织良性瘤，组织名称后加瘤。

表 5-18 间叶组织良性肿瘤

肿瘤类型	好发部位	形态特点
纤维瘤	四肢及躯干的皮下	肉眼呈结节状，与周围组织分界明显，有包膜，切面灰白色，可见编织状的条纹，质地韧硬；镜下瘤组织内的胶原纤维排列成束状，互相编织，纤维间含有细长的纤维细胞
脂肪瘤	背、肩、颈及四肢近端的皮下	大体呈扁圆形或分叶状，有包膜，质地柔软，切面色淡黄，似正常的脂肪组织；镜下结构与正常脂肪组织的区别主要有包膜，瘤组织分叶间有不均等的纤维组织间隔
脉管瘤	以皮肤多见	大体见皮肤或黏膜呈突起的新鲜红肿块，或仅呈暗红色或紫红色斑，无包膜，呈浸润性生长；镜下可分为毛细血管瘤（由增生的毛细血管构成）、海绵状血管瘤（由扩张的血窦构成）及混合型血管瘤（二者并存）3 种
平滑肌瘤	子宫、胃肠	镜下见瘤组织由形态较一致的梭形平滑肌细胞构成，细胞排列成束，相互编织，核呈长杆状，核分裂象少见

肿瘤类型	好发部位	形态特点
骨瘤	头面骨及颌骨，四肢骨亦可	肉眼见局部形成隆起；镜下主要由成熟的骨组织组成，但失去正常骨质的结构和排列方向
软骨瘤	软骨组织	大体外生性软骨瘤自软骨膜发生，自骨表面突起，常分叶，发生于骨髓腔内者为内生性软骨瘤，使骨膨胀；切面呈淡蓝色或银白色，半透明，内含黏液；镜下见瘤组织由透明软骨组成，呈不规则分叶状，每一小叶均由疏松纤维血管间质包绕

间叶组织恶性肿瘤

间叶组织恶性瘤，组织名称加肉瘤。

表 5-19 间叶组织恶性肿瘤——肉瘤

肿瘤类型	好发部位	形态特点
纤维肉瘤	四肢及躯干的皮下	镜下分化好的纤维肉瘤细胞多呈梭形，异型性小，与纤维瘤有些相似；分化差的有明显的异型性
恶性纤维组织细胞瘤	下肢多见，其次为上肢深部、腹膜后等处	镜下肿瘤细胞呈明显的多形性或多样性，主要为成纤维细胞和组织细胞，异型性明显，核分裂象多见
脂肪肉瘤	大腿及腹膜后软组织深部	大体呈结节状或分叶状，表面有一层假包膜，可似一般的脂肪瘤，亦可呈黏液性外观或均匀一致呈鱼肉样；镜下瘤细胞形态多种多样，并常以某种细胞成分为主
横纹肌肉瘤		
胚胎性横纹肌肉瘤	头、颈、泌尿生殖道及腹膜后	常发生于 10 岁以下婴幼儿和儿童，镜下见肿瘤由未分化和低分化的小圆或卵圆形瘤细胞、梭形或带状的横纹肌母细胞组成
腺泡状横纹肌肉瘤	四肢多见	常见于 10～25 岁青少年，镜下特点为低分化的圆形或卵圆形瘤细胞形成不规则腺腔，腔中可偶见分化较高的横纹肌母细胞和多核巨细胞
多形性横纹肌肉瘤	四肢大肌肉	多见于成人，镜下见瘤细胞呈明显的异型性，可见形态怪异的横纹肌母细胞，胞浆丰富红染，可见纵纹和横纹，核分裂象多见
平滑肌肉瘤	子官、胃肠	瘤细胞呈轻重不等的异型性，核分裂象多少不等
血管肉瘤	头面部皮肤	肉眼见肿瘤多隆起于皮表，呈丘疹或结节状，暗红色或灰白色；镜下可见分化较好者，瘤组织内血管腔形成明显，大小形状不规则，血管内皮细胞有不同程度的异型性，可见核分裂象；分化差者，细胞呈片团状增生，形成不明显的血管腔，瘤细胞异型性明显，核分裂象多见
骨肉瘤和软骨肉瘤	骨、软骨	骨肉瘤起源于骨母细胞，软骨肉瘤起源于软骨细胞

癌

上皮组织是来源，中老年人发病高；质硬色灰较干燥，癌细胞形成癌巢；
实质间质界限清，纤维增生常见到；网状纤维在巢周，转移多经淋巴道。

肉瘤

间叶组织是来源，青年少年发病高；质软湿润鱼肉状，弥散分布瘤细胞；
间质实质界不清，血管丰富纤维少，网状纤维在胞间，转移途径多血道。

表 5-20 癌和肉瘤的区别

区别内容	癌	肉瘤
组织来源	上皮组织	间叶组织
发病率	较常见，约为肉瘤的 9 倍	较少见
发病年龄	多见于 40 岁以后的成人	大多见于青少年
大体特点	质较硬、色灰白、较干燥	质软、色灰红、鱼肉状、湿润
组织学特征	多形成癌巢，实质与间质分界清楚，纤维组织常有增生	肉瘤细胞呈弥漫分布，实质与间质分界不清，间质内血管丰富，纤维组织少
网状纤维	见于癌巢周围，癌细胞间多无网状纤维	肉瘤细胞间多有网状纤维
转移途径	多经淋巴管转移	多经血道转移

神经外胚叶肿瘤

神经外胚叶肿瘤，视网膜母细胞瘤；皮肤常见为黑痣，黑色素瘤也可有。

表 5-21 神经外胚叶肿瘤

肿瘤的类型	好发部位	形态特点
视网膜母细胞瘤	眼	大体见肿瘤为灰白色或黄色的结节状肿物，切面有明显的出血及坏死，并可见钙化点；镜下，肿瘤有小圆形细胞构成，常只见核或胞浆不明显；核圆形、深染、核分裂象多见；有的瘤细胞围绕一个呈放射状排列的空腔形成菊形团
黑痣	皮肤	为良性增生性病变，可恶性变成为黑色素瘤，可分为： ① 交界痣：痣细胞在表皮和真皮交界处生长，形成多个细胞巢团 ② 皮内痣：痣细胞在真皮内呈巢状或条索状排列 ③ 混合痣：同时有交界痣和皮内痣的改变

十、癌前病变、非典型增生和原位癌

癌前病变

癌前病变有数种，疾病名称要记清；临床见到应警惕，以防不测早处理。

表 5-22 常见的癌前病变

癌前病变	说明
黏膜白斑	如果长期不愈可能转变为鳞状细胞癌
慢性子宫颈炎和子宫颈糜烂	与人乳头瘤病毒（HPV）感染有关，少数患者可通过非典型增生进展为宫颈鳞状细胞癌
乳腺增生性纤维囊性变	由内分泌失调引起，伴有上皮乳头状增生者较易癌变
结肠、直肠的息肉状腺瘤	属于遗传性癌前病变，癌变的危险性很大
慢性萎缩性胃炎及胃溃疡	慢性萎缩性胃炎可有肠上皮化生，通过非典型增生进展为癌，慢性胃溃疡的癌变率约为 1%
慢性溃疡性结肠炎	在黏膜增生的基础上可发生结肠腺癌
皮肤慢性溃疡	表皮鳞状上皮增生，可发生癌变
肝硬化	由慢性乙型病毒性肝炎所致的肝硬化，有相当一部分进展为肝细胞性肝癌
大肠腺瘤	绒毛状腺瘤易癌变

十一、肿瘤发生的分子机制

原癌基因

原癌基因被激活，过度表达易恶变。

表 5-23 主要的原癌基因、其活化方式和相关的人类肿瘤

分类	原癌基因	活化机制	相关人类肿瘤
生长因子			
PDGF-β 链	*sis*	过度表达	星形细胞瘤、骨肉瘤
纤维母细胞生长因子	*hst-2*	过度表达	胃癌
	int-2	扩增	膀胱癌、乳腺癌，黑色素瘤

续表

分类	原癌基因	活化机制	相关人类肿瘤
生长因子受体			
EGF 受体家族	*erb-B1*	过度表达	肺鳞癌
	erb-B2	扩增	乳腺癌、卵巢癌、肺癌和胃癌
	erb-B3	过度表达	乳腺癌
集落刺激因子 -1 受体	*fms*	点突变	白血病
	ret	点突变	多发性内分泌肿瘤 2A 和 B，家族性甲状腺髓样癌
		重排	自发性甲状腺乳头状癌
信号转导蛋白			
GTP 结合蛋白	*ras*	点突变	肺癌、结肠癌、胰腺癌、多种白血病
非受体型酪氨酸激酶	*abl*	易位	慢性粒细胞白血病、急性淋巴细胞白血病
核调节蛋白			
转录活化因子	*myc*	易位	伯基特淋巴瘤
	N-myc	扩增	神经母细胞瘤、小细胞肺癌
	L-myc	扩增	小细胞肺癌
细胞周期调节蛋白			
周期素	*cyclin D*	易位	套细胞淋巴瘤
		扩增	乳腺癌、肝癌、食道癌
周期素依赖激酶	*CDK4*	扩增活点突变	胶质母细胞瘤、黑色素瘤、肉瘤

📖 抑癌基因

抑癌基因防恶变，功能丧失易生癌。

表 5-24　一些肿瘤抑癌基因和相关的人类肿瘤

基因	功能	相关的体细胞肿瘤	与遗传型突变相关的肿瘤
APC	抑制信号转导	胃癌、结肠癌、胰腺癌、黑色素瘤	家族性腺瘤性息肉病、结肠癌
RB	调节细胞周期	视网膜母细胞瘤、骨肉瘤	视网膜母细胞瘤、骨肉瘤、乳腺癌、结肠癌、肺癌
p53	调节细胞周期和转录	大多数人类肿瘤、DNA 损伤所致的凋亡	利 - 弗劳梅尼（Li-Fraumeni）综合征、多发性癌和肉瘤
WT-1	转录调控	肾母细胞瘤	肾母细胞瘤

续表

基因	功能	相关的体细胞肿瘤	与遗传型突变相关的肿瘤
P16	周期蛋白依赖性激酶抑制物（CKI）	胰腺癌、食管癌	恶性黑色素瘤
NF-1	间接抑制 *ras*	神经鞘瘤	Ⅰ型神经纤维病、恶性神经鞘瘤
BRCA-1	DNA 修复		女性家族性乳腺癌和卵巢癌
BRCA-2	DNA 修复		男性和女性乳腺癌
VHL	调节低氧诱导因子（HIF）	肾细胞癌	遗传性肾细胞癌、小脑血管母细胞瘤

与肿瘤发生有关的其他因素

其他因素有五类，肿瘤发生有关联。

表 5-25　与肿瘤发生有关的其他因素

其他因素	与肿瘤发生的关系
凋亡调节基因紊乱	促凋亡分子活性降低或抗凋亡分子活性增强，使发生恶性变的细胞不易消除
DNA 修复基因异常	DNA 修复机制异常，可使 DNA 损伤被保留，导致肿瘤发生
微小 RNA 调控紊乱	可使癌基因过表达，肿瘤抑制基因低表达，从而促进肿瘤发生
端粒酶活性异常	含有端粒酶活性的恶性肿瘤细胞永生化
肿瘤干细胞	与肿瘤发生、复发、治疗抵抗等关系密切

癌的形态演化过程

癌前病变很不妙，活跃增生非典型，基膜未破原位癌，突破基膜浸润性。

表 5-26　癌的形态学发展变化过程

癌发展变化过程	说明
癌前病变	某些良性疾病具有癌变的潜在可能性
非典型增生	上皮细胞增生活跃，并出现一定的异型性（表现为体积增大、多形性、失去极向）
原位癌	异型增生累及上皮或表皮全层，但基膜仍然完整
浸润癌	原位癌细胞突破基膜，浸润到真皮或黏膜下间质

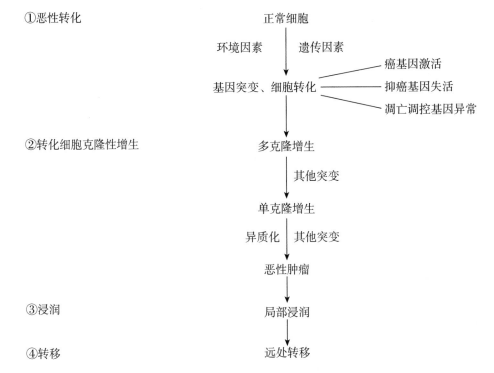

图 5-1 恶性肿瘤发生发展的基本过程

瘤细胞间黏附力降低、细胞脱离瘤体
↓ 受体+配体
瘤细胞与基膜紧密附着
↓ 瘤细胞分泌蛋白溶解酶
瘤细胞外基质降解
↓ 瘤细胞产生自分泌移动因子
瘤细胞移出

图 5-2 恶性肿瘤局部浸润的基本步骤

十二、环境致瘤因素

环境致瘤因素

电离辐射紫外线,异物致癌也可见。砷铬镍苯亚硝胺,多环芳香和石棉。

黄曲霉素芳香胺,焦油煤烟与香烟。肿瘤病毒有几种,单疱 EB 加肝炎。

表 5-27 常见间接致癌物的作用机制

致癌物种类	来源	作用机制
多环芳烃（3, 4- 苯并芘、1, 2, 5, 6- 双苯并蒽）	烟煤、烟草燃烧产物、煤焦油、烟熏和烧烤的食物	在肝内氧化后形成环氧化物，其亲电子基团与核酸结合致癌
芳香胺类（乙苯胺、联苯胺、4- 氨基联苯）和氨基偶氮染料	染料、橡胶、食用色素	在肝内经代谢形成羟胺衍生物致癌
亚硝胺类	含亚硝胺的食物或细菌分解硝酸盐产生	在体内经羟化形成烷化碳离子致癌
真菌毒素（黄曲霉毒素）	霉变食物	黄曲霉毒素 B_1 在肝细胞内氧化成环氧化物致癌

表 5-28 常见化学致癌物及其诱发的肿瘤

化学致癌物	易感人群	诱发的主要肿瘤
直接作用的烷化剂	接受化学治疗的恶性肿瘤患者	白血病
间接作用		
多环芳烃	吸烟者、食用熏制鱼肉者	肺癌、胃癌
芳香胺	染料工人、橡胶工人	膀胱癌
亚硝胺	亚硝酸盐污染食物的食用者	食管癌
黄曲霉素 B_1	污染食物的食用者	肝细胞性肝癌

表 5-29 与人类肿瘤有关的肿瘤病毒

种类	名称	简称	相关肿瘤	辅助致瘤因素
RNA 肿瘤病毒				
反转录病毒	人 T 细胞白血病病毒 -1	HTLV-1	成人 T 淋巴细胞白血病	
DNA 肿瘤病毒	人乳头瘤病毒	HPV	宫颈癌、皮肤癌、咽乳头状瘤、头颈部鳞状细胞癌	吸烟、遗传缺陷、阳光
	乙肝病毒	HBV	原发性肝细胞癌	黄曲霉毒素、酒精、吸烟
	EB 病毒	EBV	鼻咽癌、伯基特（Burkitt）淋巴瘤、霍奇金（Hodgkin）淋巴瘤	亚硝胺、白细胞抗原（HLA）

十三、肿瘤与遗传

肿瘤与遗传

有的肿瘤可遗传，遗传类型有三样。
常染显性或隐性，第三多因素遗传。

表 5-30　肿瘤与遗传

类别	举例
常染色体显性遗传	家族性视网膜母细胞瘤和一些癌前病变（如家族性腺瘤性息肉瘤、神经纤维瘤病等）
常染色体隐性遗传	着色性干皮病、Bloom 综合征（面部红斑侏儒综合征）等
多因素遗传	乳腺癌、胃肠癌等

遗传性肿瘤综合征

某些肿瘤不一般，亲属之间可遗传；注意询问家族史，基因缺陷助诊断。

表 5-31　遗传性肿瘤综合征举例

综合征	受累基因	染色体定位	相关肿瘤
家族性视网膜母细胞瘤	*RB*	13q14.3	视网膜母细胞瘤、骨肉瘤
家族性腺瘤性息肉病	*APC*	5q21	结直肠癌
神经纤维腺病 I 型	*NF1*	17q12	神经纤维瘤、恶性神经鞘瘤
Li-Fraumeni 综合征	*P53*	17q12～13	肉瘤、乳腺癌、脑肿瘤、白血病
着色性干皮病	*XPA、XPB* 等	9q34、2q21 等	皮肤癌等
毛细血管扩张性共济失调症	*ATM*	11q12	淋巴瘤、白血病
Bloom 综合征	*BLM*	15q26.1	白血病、实体肿瘤
Franconi 贫血	*FACC、FACA*	9q22.3、16q24.3	白血病
肾母细胞瘤（Wilms tumor）	*WT1*	11p13	Wilms 瘤
脑视网膜血管瘤病（von Hippel-Lindau disease）	*VHL*	3p25	肾细胞癌、小脑血管母细胞瘤
遗传性非息肉病型结直肠癌	*MSH2* 等	2p15	结直肠癌
家族性乳腺癌	*BRCA1*	17q21	乳腺癌、卵巢癌
	BRCA2	13q21	乳腺癌

十四、肿瘤免疫

🦅 肿瘤免疫

肿瘤具有抗原性，检测抗原可诊断；机体免疫抗肿瘤，细胞免疫主承担。

表5-32 肿瘤免疫

肿瘤免疫	说明
肿瘤抗原	① 肿瘤特异性抗原：肿瘤细胞特有的抗原，不存在于正常细胞
	② 肿瘤相关抗原：即存在于肿瘤细胞，也存在于某些正常细胞；例如甲胎蛋白可见于胎肝细胞和肝细胞癌中
抗肿瘤免疫反应	① 细胞免疫为主
	② 效应细胞主要为细胞毒性T细胞（CTL）、自然杀伤细胞（NK cell）、巨噬细胞等
	③ 免疫监视功能下降，参与肿瘤发生

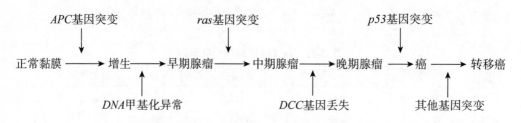

图5-3 结肠直肠癌多步骤发生模式

第六章　环境和营养病理学

一、环境污染和职业暴露

🔖 空气污染

空气污染室内外，损伤呼吸又致癌。

表6-1　空气污染概况

分类	污染物质	对人体的影响
室外空气污染	臭氧	引起呼吸道炎症
	微粒及酸性气溶胶	刺激眼、呼吸道，引发哮喘
	一氧化碳	与血红蛋白（Hb）结合而难解离，引起缺氧
室内空气污染	一氧化碳	与Hb结合而难解离，引起缺氧
	甲醛	引起呼吸道刺激症状，可致癌
	木材烟雾	引起呼吸道刺激症状，可致癌
	其他，如氡	可致癌

🔖 职业及环境暴露性污染

职业环境污染物，有机无机有多种，工作环境受污染，可生相应职业病，生活环境受污染，损害机体亦生病。

表6-2　职业及环境暴露性污染概况

污染物种类	污染物	对人体的危害性
有机溶剂	氯仿、四氯化碳、苯、三氯乙烯、甲醇	可损伤多个器官系统
塑料、橡胶和高分子聚合物	氯乙烯单体、1，3-丁二烯等	可致癌
金属元素	铅、汞、砷、镉	引起相应金属中毒
非金属元素	氟	引起慢性氟中毒
	碘	引起高碘性甲状腺肿
农药及灭鼠药污染	杀虫剂、除草剂、灭鼠药	引起各种急性中毒

二、个人暴露——成瘾及其相关疾病

🔖 成瘾及其相关疾病

吸烟酗酒滥用药，引起疾病有很多。

表 6-3 成瘾性与相关性疾病概况

个人暴露物	成瘾性及相关疾病
吸烟	可引起心血管疾病、慢性支气管炎、肺气肿、肺癌及其他肿瘤；被动吸烟对人也有很大危害
酒精中毒	分急性慢性两种，对消化系统、神经系统、心血管系统等均有危害；还可引起胎儿酒精综合征、多器官功能衰竭
治疗性药物损伤	① 激素替代疗法：雌激素可引起乳腺癌 ② 口服避孕药：引起静脉和肺动脉血栓形成的危险性增加
药物滥用	海洛因、可卡因、甲基苯丙胺（冰毒）、摇头丸、大麻、苯环己哌啶（天使粉）均对人体多个器官系统有损伤作用；静脉内药物滥用可引起感染，传播人体免疫缺陷病毒（HIV）、乙肝病毒（HBV）和丙肝病毒（HCV）
戒断综合征	可出现精神症状、躯体症状或社会功能受损

三、营养性疾病

✍ 营养性疾病

营养不良或肥胖，机体健康受损伤。

表 6-4 营养性疾病对人体的危害

疾病名称	对人体的危害性
肥胖	影响形体美观；易发生 2 型糖尿病、动脉粥样硬化症、高血压、脑血管病、脂肪肝、骨关节炎、胆结石、血脂异常等
营养不良 　蛋白质 - 能量营养不良	易患营养不良性水肿、肝脾肿大、腹水、贫血、身体发育停滞、精神和智力发育受影响，还易发生感染
维生素缺乏症	可引起相应的维生素缺乏症：如缺乏维生素 A 易患夜盲症、缺乏维生素 B 易患脚气病等

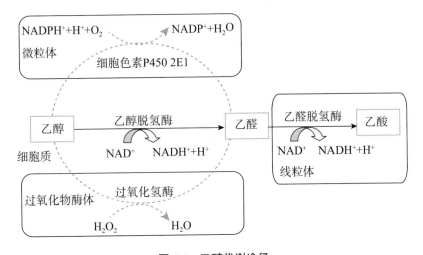

图 6-1 乙醇代谢途径

乙醇在体内代谢时可产生中间产物乙醛，对机体有害

第七章　心血管系统疾病

一、动脉粥样硬化

动脉粥样硬化病因

动脉硬化病因杂，高脂高糖高血压，

吸烟对人危害多，三高一吸[1]很可怕，

年龄性别肥胖等，遗传因素影响大。

注：[1] 三高一吸是指高血脂高血糖高血压和吸烟。

表 7-1　动脉粥样硬化的危险因素

动脉粥样硬化危险因素	说明
高脂血症	低密度脂蛋白（LDL）被动脉壁细胞氧化修饰后具有促进粥样斑块形成的作用，氧化 LDL（ox-LDL）是最重要的致粥样硬化因子，是损伤内皮细胞和平滑肌细胞的主要因子
高血压	高血压时内皮细胞易受损伤，使内膜对 LDL 通透性增高
吸烟	可使血中 CO 浓度增高，内皮细胞缺氧性损伤；促进 LDL 氧化，氧化的 LDL 可促进血液单核细胞迁入内膜并转为泡沫细胞；使血管平滑肌细胞增生
致继发性高脂血症的疾病	糖尿病、高胰岛素血症、甲状腺功能减退症、肾病综合征等
遗传因素	LDL 受体的基因突变导致血浆 LDL 极度升高；某些基因可能对脂质的摄取、代谢和排泄产生影响
其他因素	年龄、性别、肥胖等

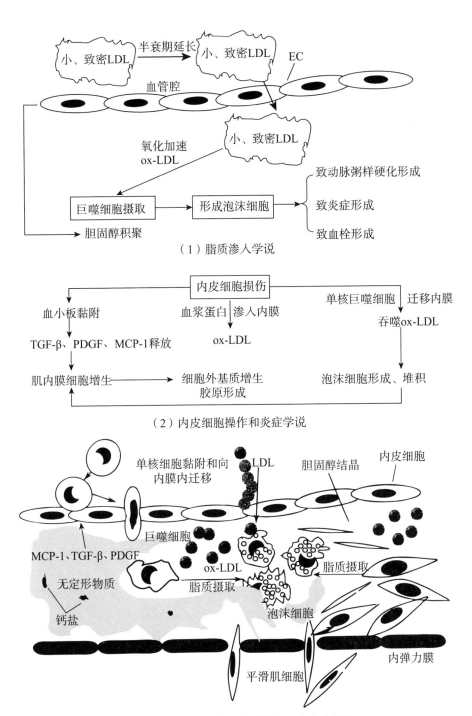

图 7-1　动脉粥样硬化的发病机制

TGF，转化生长因子；ox-LDL，氧化低密度脂蛋白；PDGF，血小板衍生因子；MCP：单核细胞趋化蛋白

🦅 动脉粥样硬化的病理变化

大中动脉血压高，血管内膜易受损，脂质沉积血管壁，单核细胞来吞噬，泡沫细胞称其名，可见脂斑和脂纹，结缔组织继增生，纤维斑块即形成。部分崩解呈粥样，溃疡血栓破管壁。

表7-2　动脉粥样硬化的基本病变和复合性病变

	脂纹　→	纤维斑块　→	粥样斑块　→	复合性病变
肉眼	内膜面见黄色斑点或条纹，微隆起平坦	内膜面见不规则隆起的斑块，淡黄色、灰黄色或瓷白色	内膜面见灰黄色斑块，切面纤维帽下为黄色粥样物	斑块内出血，斑块破裂或血栓形成
镜下	内膜下大量泡沫细胞聚集	表面为薄层纤维帽，其下为泡沫细胞、平滑肌细胞（SMC）、细胞外基质及炎细胞	纤维帽下大量无定形的坏死崩解物、胆固醇结晶和钙盐沉积、底部及周边可见肉芽组织，少量泡沫细胞和淋巴细胞，中膜SMC萎缩	钙化动脉瘤形成，血管腔狭窄

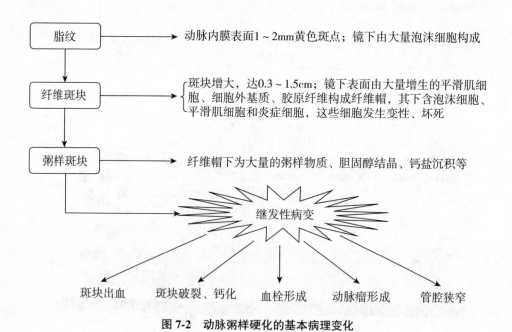

图7-2　动脉粥样硬化的基本病理变化

🦅 动脉粥样硬化（AS）主要脏器病理

脑脉硬裂脑出血，冠脉阻塞心梗死。肾脉狭窄肾梗死，股脉血栓损下肢。

表 7-3 主要脏器动脉粥样硬化对人体的影响

	部位	对人体的影响
主动脉 AS	腹主动脉、胸主动脉、主动脉弓	一般影响不大，动脉瘤破裂可致死亡
冠状动脉 AS	冠状动脉	心肌梗死、心力衰竭
肾动脉 AS	肾动脉开口处	肾性高血压、AS 性固缩肾
四肢动脉 AS	下肢动脉	间歇性跛行、干性坏疽
肠系膜动脉 AS	肠系膜动脉	腹痛、腹胀、肠梗死

二、冠状动脉粥样硬化性心脏病

临床表现四类型：心肌梗死心绞痛，心肌发生纤维化，冠状动脉性猝死。

表 7-4 冠状动脉粥样硬化性心脏病的主要临床表现

临床表现	说明
心绞痛	
稳定型心绞痛	仅在重体力劳动时发作，系因暂时性相对心肌缺血引起
不稳定型心绞痛	可在负荷或休息时发作，患者至少有一支冠状动脉大支近侧端高度狭窄
变异型心绞痛	多无明显诱因而在休息时发作，发作时心电图 ST 段升高，可能是由于冠状动脉痉挛或狭窄
心肌梗死	
心内膜下心肌梗死	坏死主要累及心室壁内层 1/3 的心肌，并波及肉柱和乳头肌
区域性心肌梗死	多发生于左心室前壁，心尖部及室间隔前 2/3，系左冠状动脉前降支供血障碍
心肌纤维化	心脏体积增大，重量增加，心腔扩张；心内膜下心肌细胞发生弥漫性空泡变性
冠状动脉性猝死	患者可突然晕倒，四肢抽搐，小便失禁；或突然发生呼吸困难，口吐泡沫，大汗淋漓，很快昏迷而死亡；或在夜间睡眠中发病而死亡

🖎 心绞痛的类型

心绞痛分三类型，稳定不稳定变异型。

表 7-5   心绞痛的分类

分类	发作诱因	基本病变	其他
稳定型心绞痛	仅在体力活动过度增加、心肌耗氧量增多时发作	冠状动脉斑块阻塞血管 >75%	镜下见病变处心肌细胞变性、萎缩和坏死而引起的心肌纤维化
不稳定型心绞痛	在负荷时、休息时均可发作	多有一支或多支冠状动脉病变	
变异型心绞痛（Prinzmetal 心绞痛）	多无明显诱因，常在休息或梦醒时发作	患者冠状动脉明显狭窄，亦可因发作性痉挛所致	

心肌梗死的类型

心肌梗死有两型：心内膜下透壁性。

表 7-6   心肌梗死的类型

	心内膜下心肌梗死	透壁性心肌梗死
范围	左心室壁心腔侧 1/3 心肌并波及肉柱和乳头肌	心室壁全层，虽未累及全层但达室壁 2/3
大小	多发性小灶性坏死，直径为 0.5 ~ 1.5cm	较大，最大直径在 2.5cm 以上
分布	不规则分布于左心室周围	与闭塞的冠状动脉支供血区一致，多发生于左冠状动脉前降支
特点	常有冠状动脉三大支严重动脉粥样硬化性狭窄	常有相应的一支冠状动脉病变突出，通常附加动脉痉挛或血栓形成

心肌梗死形态学变化的动态过程

心肌梗死形态变，随着时间而改变：早期镜检收缩带，肉眼变化不明显。梗死发生 6h，梗死区域苍白现，梗死发生 8 ~ 9 时，土黄颜色则可见，梗死发生第 4 天，灶外出血带明显。梗死发生 1 ~ 3 周，肉芽组织现灶边，梗死发生 3 周后，灶区机化瘢痕见。

表 7-7   心肌梗死的病理变化

心肌梗死发生时间	心肌梗死病理变化
梗死后 6h 内	肉眼变化不明显，镜下可见梗死边缘的心肌纤维呈波浪状、肌质不匀
梗死后 6h	梗死灶心肌呈苍白色

心肌梗死发生时间	心肌梗死病理变化
梗死后 8 ~ 9h	梗死灶呈土黄色，镜下见心肌细胞核碎裂、核溶解消失，肌质均匀红染或呈不规则颗粒状，间质出现水肿、漏出性出血及少量中性粒细胞浸润
梗死第 4 天后	梗死灶外周充血，并有出血带；镜下见该带内血管充血、出血，有较多中性粒细胞浸润，心肌细胞肿胀，胞质内有出血颗粒状物及不规则横带；部分心肌细胞溶解及核溶解消失
梗死后 7 天 ~ 3 周	梗死灶边缘出现肉芽组织
梗死后 3 周后	梗死灶机化及瘢痕形成

心肌梗死的合并症

心梗合并症较多，心衰心破室壁瘤，心源休克心包炎，附壁血栓可形成，心律失常易发生，病情严重要人命。

表 7-8 心肌梗死的合并症

分类	时间	原因	部位	后果
心力衰竭	青年，女性多见	梗死后心肌收缩力降低	左心衰竭或全心衰竭	死亡
心脏破裂	梗死后两周内	坏死的中性粒细胞释放水解酶	左心室下 1/3 室间隔和左心室乳头肌	心脏压塞而死亡
室壁瘤	急性期或愈合期	梗死灶向外膨隆	左室前壁近心尖处	心功能不全或继发性血栓形成
附壁血栓形成		梗死处内膜粗糙或涡流形成		机化或脱落引起栓塞
心源性休克		心肌收缩力极度减弱	左心室	死亡
急性心包炎	2 ~ 4 天	坏死累及心外膜	心外膜	机化粘连
心律失常		梗死累及传导系统		心脏骤停、猝死

三、高血压

原发性高血压的危险因素

家族遗传有倾向，嗜酒高盐及肥胖；体力活动量不足，精神长期太紧张；神经内分泌紊乱，促进血压升向上。

表 7-9　原发性高血压的危险因素

危险因素	说明
遗传因素和家族聚集性	是高血压的重要易患因素，约 75% 的患者有遗传素质，遗传模式是多基因遗传
膳食因素	钠摄入量过高，肥胖，饮酒达中度以上
社会心理因素	精神长期或反复处于紧张状态者易患高血压
体力活动	体力活动与高血压呈负相关
神经内分泌因素	细动脉交感神经纤维兴奋性增强是高血压发病的主要神经因素

原发性高血压的发病机制

神经调节与激素，血管平滑肌收缩；管壁增厚腔缩小，钠水潴留血量增；

血压不断往上升，多种因素长期促。

表 7-10　原发性高血压的发病机制

发病机制	说明
血管的神经调节	血压的高低取决于多种心血管反射整合的结果
血管的体液调节	缩血管性活性物质（血管升压素、去甲肾上腺素）、肾素 - 血管紧张素 - 醛固酮系统等均可使血压升高
Na^+ 潴留	Na^+ 在体内过多引起水潴留，细胞外液量增加，心排出量增加，血压升高
血管平滑肌收缩紊乱	血管张力持续增高，外周阻力增加使血压升高
血管结构异常	血管壁平滑肌细胞增生、血管壁增厚、管腔缩小，外周阻力增加使血压升高

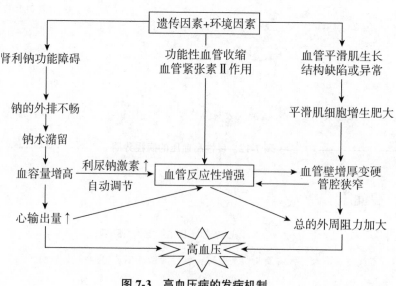

图 7-3　高血压病的发病机制

📖 高血压病的病理变化

小 A 痉挛血压高，逐渐硬化管腔小，最后内脏有病变，尤其视网膜心肾脑。

表 7-11　高血压病的病理变化

	细小动脉	心	脑	肾	视网膜
功能紊乱期	间歇性收缩，无器质性改变	无明显改变	无明显改变	无明显改变	视网膜动脉轻度痉挛变性
动脉病变期	部分发生硬化	轻度代偿性肥大	脑水肿，头痛、头晕、眼花、恶心、呕吐、视物模糊（高血压脑病，高血压危象）	部分肾单位受损，肾小球纤维化、玻璃样变，所属肾小管也萎缩，病变轻的出血代偿性肥大	动脉弯曲，反光性增强，动静脉处出现压痕
内脏病变期	大多数发生硬化，程度重	心室壁增厚，乳头肌、肉柱增粗，心腔相对缩小（向心性肥大）；以后心肌收缩下降，心腔扩大，由紧张性扩张发展为肌源性扩张（细胞增粗变长）；晚期失代偿，出血离心性肥大，甚至心力衰竭（高血压性心脏病）	高血压脑病出现高血压危象，脑软化，脑出血（多发于内囊、基底核，常致死）	肾单位弥漫性受损，出现颗粒性固缩肾，严重时出现肾衰竭	银丝状改变，视神经盘水肿，视网膜出血，视力减退，失明

📖 良性高血压的病程分期

良性高压缓进性，由轻到重分三期，功能紊乱是早期，动脉病变是中期，内脏病变属晚期，心脑肾眼均受累及。

表 7-12　良性高血压的病程分期

病程分期	主要特点
功能紊乱期	全身小动脉间歇性痉挛性收缩，血压升高，但带有波动，经适当休息和治疗，血压可恢复正常
动脉病变期	①细动脉硬化：小动脉玻璃样变，尤以肾小球入球小动脉和视网膜动脉最易受累 ②小动脉硬化：主要累及肾小叶间动脉、弓形动脉及脑动脉 ③大动脉硬化：如主动脉及其分支，并发动脉粥样硬化

续表

病程分期	主要特点
内脏病变期	①心脏：高血压性心脏病，左心室代偿性肥大等 ②肾：可引起原发性颗粒性固缩肾 ③脑：可引起高血压脑病、脑软化、脑出血 ④视网膜：视网膜中央动脉硬化

恶性高血压

细小动脉受连累，动脉硬化是根本，肾脑眼等常受损，进展迅速短病程。

表 7-13　良、恶性高血压的病变特点

比较内容	良性高血压	恶性高血压
临床特点	常见，多见于中老年人，血压升高缓慢，并发症出现较晚，病程长、进展缓慢，可达十余年或数年	少见，多见于青壮年，血压升高急剧、明显，并发症出现早，病程短、进展快
病理特点	细动脉玻璃样变性，肌性小动脉呈增生性硬化，大动脉呈粥样硬化	细动脉纤维素样坏死，肌性小动脉呈显著的增生性硬化
病变范围	全身弥漫性病变	以肾、脑和视网膜病变为主
并发症	心脏肥大、颗粒性固缩肾、脑水肿、脑萎缩、脑软化、脑出血	心力衰竭、尿毒症、脑软化、脑出血
致死原因	脑出血、心力衰竭和慢性肾衰竭	尿毒症、脑出血、心力衰竭

高血压脑出血

高血压易脑出血，基底核区最多见，可为漏出性出血，破裂出血更危险。

表 7-14　高血压脑出血

项目	说明
发病机制	
漏出性出血	脑内小动脉痉挛，局部缺血、细小动脉管壁的通透性增高，同时血管内血液压力增高，可引起漏出性出血
破裂性出血	脑内细小动脉管壁变性、变脆，局部膨出形成小动脉瘤及微小动脉瘤，血压升高时可发生破裂而出血
好发部位	多发生于基底核区域，尤以豆状核处最多见；由于供应该处血液的豆纹动脉从大脑中动脉呈垂直性分支，受血流冲击较重，易使已有病变的豆纹动脉破裂出血

四、风湿病

风湿病的发病机制

乙型溶血链球菌，抗原类似结缔组，刺激机体产抗体，抗体结合结缔组，淋巴细胞来介导，免疫引起风湿病。

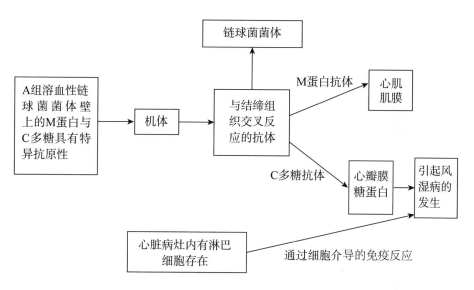

图7-4 风湿病的发病机制简图

风湿病的特点

属于结缔组织病，少年儿童较多见，累及器官及组织：心脏血管和关节。

急性期为风湿热，皮下结节及皮疹，血中抗"O"滴度高，速度加快是血沉。

表7-15 风湿病的特点

特点	说明
病变性质	属结缔组织病，主要累及全身结缔组织
常累及的器官、组织	心脏、关节、血管
急性期常见人群	多见于5～14岁儿童，以6～9岁多见，常反复发作
急性期表现	风湿热：有心脏和关节症状，常伴有发热、毒血症、皮疹、皮下结节等
血液检查特点	抗"O"抗体升高，红细胞沉降率（ESR）加快等

风湿病的基本病理变化

病理变化分三期，先为变质渗出期，基质黏液有变性，浆液纤维素渗出。

增生期有肉芽肿，阿少夫小体形成，瘢痕期即愈合期，纤维增生变瘢痕。

表 7-16　风湿病基本病理变化

	变质渗出期	增生期	瘢痕期
别称		肉芽肿期	愈合期
病程	持续 1 个月（早期）	持续 2～3 月	持续 2～3 月
病理特点	胶原纤维的纤维素样坏死	Aschoff 小体形成	Aschoff 小体纤维化
其他病变	结缔组织基质黏液样变，浆液纤维素渗出，少量炎细胞浸润	心肌间质、心内膜下水肿，基质内蛋白多糖增多	风湿细胞、成纤维母细胞变为纤维细胞，产生胶原纤维，发生玻璃样变

风湿病各器官病变

风湿病属变态病，结缔组织易受累，心脏病变最严重，内膜外膜心肌炎，

其次关节和血管，皮肤和脑也受累。

表 7-17　风湿病各器官病变

风湿病各器官病变	病变特点
风湿性心脏病	
风湿性心内膜炎	主要侵犯二尖瓣、主动脉瓣；病变初期受累瓣膜肿胀，发生黏液性变和纤维素样坏死，浆液渗出和炎细胞浸润，瓣膜闭锁线上形成单行排列、直径 1～2mm 疣状赘生物。病变后期发展成慢性心瓣膜病，心内膜灶状增厚，称为 McCallum 斑
风湿性心肌炎	为灶状间质性心肌炎，间质水肿，间质血管附近可见 Aschoff 小体和少量淋巴细胞浸润
风湿性心外膜炎	为浆液性或纤维素性炎症，可形成心外膜积液或绒毛心
风湿性关节炎	易侵犯大关节，呈游走性反复发作；关节局部红、肿、热、痛和功能障碍，关节腔内有浆液及纤维素渗出，滑膜充血肿胀，临近软组织有 Aschoff 小体
皮肤病变	
环形红斑	多见于躯干及四肢皮肤，为淡红色环状红晕，中央皮肤色泽正常
皮下结节	多见于肘、腕、膝、踝关节附近伸侧面皮下结缔组织
风湿性动脉炎	常累及小动脉，血管壁出现黏液性变性、纤维素样坏死和淋巴细胞浸润，伴有 Aschoff 小体形成
风湿性脑病	多见于 5～12 岁女孩，为脑的风湿性动脉炎和皮质下脑炎，锥体外系受累时易发生小舞蹈症

🖋 风湿性关节炎

风湿性的关节炎，病属变态反应炎，主要侵犯大关节，滑膜充血又肿胀，
浆液渗出易吸收，病愈关节无畸形。

🖋 类风湿关节炎

类风湿的关节炎，病属纤维素性炎，主要侵犯小关节，滑膜渗出血管张，
纤维素渗难吸收，病愈关节留畸形。

表 7-18 风湿性和类风湿关节炎比较

	风湿性关节炎	类风湿关节炎
起病	亚急性	慢性
累及关节	膝、踝、肩、腕、肘等大关节	腕、掌指关节、近端指间关节（小关节）
病理改变	滑膜充血肿胀	滑膜炎性渗出、滑膜下血管扩张
渗出性质	浆液性渗出、易吸收	纤维素性渗出、不易吸收
关节畸形	不留畸形	遗留关节畸形
病变性质	变态反应性炎（浆液性）疾病	纤维素性炎

🖋 风湿病的皮肤病变

环形红斑因渗出，皮下结节因增生。

表 7-19 风湿病的皮肤病变

	环形红斑	皮下结节
病变性质	渗出性病变	增生性病变
部位	躯干和四肢的皮肤	肘、腕、膝、踝关节伸侧面皮下结缔组织
外观	淡红色环状晕	直径 0.5～2cm 圆形或椭圆形结节
镜下	真皮浅层血管充血，周围水肿，淋巴、单核细胞浸润	中间大片纤维素样坏死，外周淋巴细胞浸润

五、感染性心内膜炎

🖋 感染性心内膜炎的病因、发病机制

感染性心内膜炎，细菌感染入血流，随血到达心内膜，引起化脓瓣膜炎，
瓣膜形成赘生物，瓣膜受损功不全。

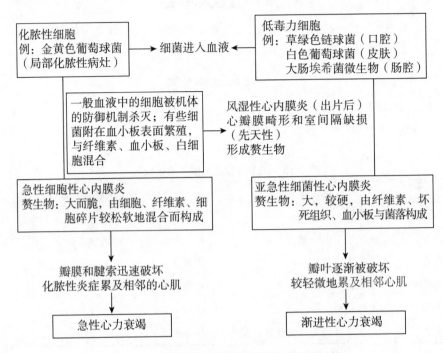

图 7-5　感染性心内膜炎的病因和发病机制

亚急性感染性心内膜炎的主要病理变化

亚急性心内膜炎，心脏瓣膜易病变，赘生物脱成栓子，动脉栓塞血管炎。
变态反应在机体，肾和皮肤易受累，细菌入血败血症，多处可见出血点。

表 7-20　亚急性感染性心内膜炎（SBE）的主要病理变化

病理变化	说明
心脏病变	二尖瓣和主动脉瓣常形成赘生物，瓣膜易变形、溃疡和穿孔，可致瓣膜口狭窄或关闭不全，严重时可引起心力衰竭（心衰）
血管病变	细菌毒素和赘生物脱落形成栓子，引起动脉性栓塞和血管炎
变态反应	因微栓塞的发生引起局灶性或弥漫性肾小球肾炎；皮肤重复性红色、微隆起有压痛的小结节——奥斯勒（Osler）结节
败血症	脱落的赘生物内的细菌侵入血流并在血液中繁殖，使患者出现长期发热、脾肿大、白细胞增多、贫血及皮肤、黏膜和眼底出现小出血点

几种心内膜炎的特点

心内膜炎有数种，病因病变各不同。

表 7-21　几种心内膜炎的特点

比较内容	风湿性心内膜炎	急性细菌性心内膜炎	亚急性细菌性心内膜炎
别称	疣状心内膜炎	溃疡型心内膜炎	
病因	与 A 组乙型溶血性链球菌感染有关的变态反应性疾病	由致病力强、侵袭性大的细菌所致的化脓性感染，如金黄色葡萄球菌	由致病力弱、侵袭性小的细菌所致的化脓性感染，如草绿色链球菌
脓肿	无	化脓菌引起脓肿，可形成溃疡	瓣膜上可形成溃疡
部位	二尖瓣＞二尖瓣＋主动脉瓣＞三尖瓣	二尖瓣＞主动脉瓣＞三尖瓣、肺动脉瓣	二尖瓣＋主动脉瓣＞三尖瓣、肺动脉瓣
病变基础	常累及正常心瓣膜	常累及正常心瓣膜	常累及已发病的心瓣膜（如风湿性心内膜炎）
赘生物			
部位	瓣膜闭锁缘上	瓣膜表面	瓣膜上
特点	单行排列、细小、白色半透明	较大、质地疏松、黄色/浅绿色	大小不一、单个或多个形态不规则，突于瓣膜表面
脱落	牢固，不易脱落	易脱落，形成细菌栓子	易脱落，形成细菌栓子
细菌	不含细菌	含细菌	含细菌
组成	血小板、纤维素	血小板、纤维素、细菌菌落、炎症细胞、坏死组织	血小板、纤维素、细菌菌落、炎症细胞、坏死组织
瓣膜	瓣膜及心内膜增厚	瓣膜严重破坏时可破裂穿孔	瓣膜变形，导致慢性心瓣膜病

六、心瓣膜病

心瓣膜病

主动脉瓣二尖瓣，关系射血体循环，不论狭窄闭不全，左心射血有困难，左衰引起肺水肿，右心射血增负担，代偿不全右心衰，导致淤血体循环，球形梨形或靴形，心的外形不正常。

表 7-22　二尖瓣狭窄、二尖瓣关闭不全、主动脉瓣狭窄、主动脉瓣关闭不全的区别

类型	原因	血流动力学	临床表现
二尖瓣狭窄	风湿性心内膜炎、感染性心内膜炎	二尖瓣狭窄→左心房代偿性肥大→左心房代偿性失调→肺淤血、水肿、肺动脉高压→右心室代偿性肥大→右心室代偿失调→右心房及体循环淤血	① 颈静脉怒张、肝淤血肿大、下肢水肿、浆膜腔积液 ②心尖区舒张期隆隆样杂音 ③X线："梨形心"

续表

类型	原因	血流动力学	临床表现
二尖瓣关闭不全	风湿性心内膜炎、亚急性细菌性心内膜炎	二尖瓣关闭不全→左心房代偿性肥大→左心室代偿性肥大→右心室、右心房代偿性肥大→右心衰竭、体循环淤血	① 颈静脉扩张、肝大、下肢水肿、浆膜腔积液 ② 心尖区收缩期吹风样杂音 ③ X线："球形心"
主动脉瓣狭窄	风湿性主动脉炎	主动脉瓣狭窄→左心室代偿性肥大→左心衰竭→肺淤血→右心衰竭及体循环淤血	① 心绞痛、脉压减少等症状，颈动脉搏动、水冲脉 ② 主动脉瓣区粗糙、喷射性收缩期杂音 ③ X线："靴形心"
主动脉瓣关闭不全	风湿性主动脉炎、感染性心内膜炎、主动脉粥样硬化、梅毒性主动脉炎	主动脉瓣关闭不全→左心室代偿性肥大→左心衰竭→肺淤血、肺动脉高压→右心肥大及体循环淤血	① 血管枪击音及毛细血管搏动主动脉区舒张期吹风样杂音 ② X线："靴形心"

先天性心脏病的病理分类

先天性的心脏病，临床可分三类型，左向右侧分流形，右向左侧分流型。

阻塞性的先心病，因 A 狭窄或闭锁。

表 7-23　常见先心病及病理分类

分类	先天性心脏病
左向右分流	室间隔缺损、房间隔缺损、动脉导管未闭、房间隔合并室间隔缺损
右向左分流	法洛四联症、大动脉移位、动脉干永存、完全性肺静脉异位连接
阻塞性	先天性主动脉缩窄、肺动脉狭窄/闭锁、主动脉狭窄/闭锁

七、心肌病

心肌病

心肌病变特发性，心功不全常发生，临床类型有三种，扩张肥厚限制性。

表 7-24　心肌病的分类及特点

项目	扩张型心肌病	肥厚型心肌病	限制型心肌病
特征	左心室或双心室扩大，有收缩障碍，产生充血性心力衰竭	左心室或双心室肥厚，伴有不对称性室间隔肥厚	收缩正常，心壁不厚，单或双心室收缩功能低下及扩张容积减少
病因	病毒感染、酗酒、遗传	家族性（50%），基因变化	特发性
肉眼	心脏重量增加，各心腔扩大，心室壁略厚或正常，三尖瓣及二尖瓣无病变	① 心脏重量增加，室肥厚，以室间隔肥厚突出 ② 二尖瓣及主动脉瓣下内膜增厚	心腔狭窄，心室内膜纤维化增厚，以心尖为重
特点	心腔扩大，心室扩张，心肌细胞非特异性肥大、变性	左室间隔不均匀增厚，心肌细胞肥大，排列紊乱	心肌间质纤维组织增生，心内膜纤维化、玻璃样变，可见钙化及附壁血栓
临床表现	充血性心力衰竭	左心室流出道受阻，心肌缺血，肺静脉淤血，晚期发生充血性心力衰竭	心室舒张受限，心肌缺血，晚期发生充血性心力衰竭

表 7-25　原发性心肌病、继发性心肌病及先天性心脏病的比较

	定义	分类
原发性心肌病	病因不明的伴有心脏功能障碍的心肌疾病	根据病因及发病因素，分为扩张性心肌病、肥厚性心肌病、限制性心肌病、克山病
继发性心肌病（包括特发性心肌病）	全身疾病的一部分	① 冠状动脉粥样硬化→冠心病 ② 高血压→高血压性心脏病 ③ 风湿病→风湿性心肌病 ④ 各种原因瓣膜损伤→瓣膜性心肌病 ⑤ 慢性阻塞性肺疾病、肺结核→肺源性心脏病 ⑥ 酒精性心肌病 ⑦ 围生期心肌病 ⑧ 药物中毒性心肌病 ⑨ 炎症性心肌病
先天性心脏病	胚胎时期心脏和大血管发育异常	① 发绀→房间隔缺损，室间隔缺损，动脉导管开放 ② 非发绀→法洛四联症、大动脉移位阻塞→主动脉缩窄

八、心包炎和心脏肿瘤

急性心包炎

各种急性心包炎，多为渗出性炎症，渗出物质积心包，根据性质分四类，纤维素性浆液性，化脓性与出血性。

表 7-26 急性心包炎

类型	浆液性心包炎	纤维素性及浆液纤维素性心包炎	化脓性心包炎	出血性心包炎
病因	主要由非感染性疾病（风湿病、SLE、硬皮病、肿瘤、尿毒症等）引起	SLE、风湿病、尿毒症、结核、急性心肌梗死、心肌梗死后综合征	链球菌、葡萄球菌、肺炎双球菌感染	结核血道感染，肿瘤侵袭
病理变化	心外膜血管扩张、充血、通透性增加，心包腔内见浆液性渗出液，少量炎细胞渗出	心包脏壁两层粗糙，黄白色绒毛状纤维素渗出物→绒毛心；镜下浆液、纤维蛋白、少量炎细胞及坏死组织构成	心包表面覆盖灰绿色、浑浊、黏稠的纤维性脓膜，心外膜血管扩张、充血，大量中性粒细胞浸润	心包腔血性积液
临床表现	胸闷不适，心界扩大，心音遥远	心前区疼痛、心包摩擦音	可发生缩窄性心包炎	心脏压塞

慢性心包炎

多由急性转化来，临床分为两类型，粘连纵隔心包炎，心脏收缩受限制，缩窄性的心包炎，心舒充盈不充分。

表 7-27 慢性心包炎

类型	病因	病理变化	对心脏功能的影响
粘连性纵隔心包炎	常继发于化脓性心包炎、干酪样心包炎、心外科手术或纵隔放射性损伤后	心外膜粘连闭塞，与纵隔及周围器官粘连，心脏肥大、扩张	心脏收缩受限
缩窄性心包炎	多继发于化脓性心包炎、结核性心包炎、出血性心包炎	心包腔内渗出物机化，瘢痕形成	心脏舒张充盈受限

心脏肿瘤

心脏肿瘤三类型，良性恶性转移性。

表 7-28　心脏肿瘤

分类	病理特点
心脏良性肿瘤	
心脏黏液瘤	① 多见于左心房，多为单发
	② 肉眼观：肿瘤大小不等，多为分叶状或乳头状，表面淡黄色，呈半透明胶冻状，质地易碎
	③ 光镜下：瘤细胞周围充满大量浅蓝色黏液基质（HE 染色），奥新蓝染色为强阳性
横纹肌瘤	① 常为多发性，瘤结节散在于心壁内，最多见于室间隔
	② 光镜下：肌原纤维疏松，呈网状，放射状分布，似蜘蛛，有诊断意义
心脏恶性肿瘤	很少见，以血管肉瘤、横纹肌肉瘤较多见
心脏转移性肿瘤	与其他器官相比心脏转移性肿瘤少见

九、周围血管病

动脉炎

高安巨 C 动脉炎，多发性大动脉炎，累及主 A 及分支，肉芽肿性血管炎。

结节性多动脉炎，Wegener 肉芽肿，同属自身免疫病，坏死性的血管炎。

表 7-29　动脉炎的分类及各型动脉炎的临床及病理组织学改变

项目	高安动脉炎	巨细胞性动脉炎	结节性多动脉炎	Wegener 肉芽肿
好发年龄	青年，女性多见	中老年人，男女比例 1：2	中年人，男女比例 2.5：1	中年，男略多于女
临床表现	病变血管狭窄、阻塞的相应表现如无脉、手臂运动障碍、肾性高血压、咀嚼肌运动障碍等	多器官损伤，常有肾、心、肝和胃肠道血管病变的表现	多器官损伤，以上呼吸道为主，可伴肾小球、关节、眼、皮肤血管损伤表现
病变性质		肉芽肿性血管炎	自身免疫性坏死性血管炎	
侵犯血管	主动脉、大动脉	中、小动脉	肌型小、中动脉	小动脉、小静脉
病变特点	连续性增生性全层炎，肉芽肿不明显	节段性肉芽肿性炎	动脉分叉处节段性病变	呼吸道等部位的坏死性肉芽肿伴坏死性小血管炎
病理变化	中膜黏液变性，弹力板破坏，肉芽组织、纤维组织增生，慢性炎症细胞浸润	中膜 SMC 变性坏死，弹力纤维破坏，肉芽肿反应，内膜增生	中膜纤维素样坏死，全层炎细胞浸润，继而肉芽组织增生、纤维化	小血管纤维素样坏死，中性粒细胞等浸润，继而肉芽组织增生纤维化

动脉瘤的类型

动脉壁损向外膨，形成各种动脉瘤，囊状梭形蜿蜒状，舟状夹层假动瘤。

表 7-30 动脉瘤的形态学类型

类型	形态变化
囊状动脉瘤	被累及血管段管壁呈球状扩张
梭形动脉瘤	血管壁呈均匀扩张，而又朝一端逐渐均匀缩小，直至达到原来的血管直径，故呈梭形
蜿蜒状动脉瘤	相近的血管段相继呈不对称性扩张，因此被累血管呈蜿蜒状膨隆
舟状动脉瘤	血管壁呈一侧性扩张，而对侧血管壁无变化，常见于夹层动脉瘤
夹层动脉瘤	常见于升主动脉和主动脉弓；动脉瘤可从动脉内膜破裂口进入动脉的中膜，使中膜形成假血管腔
假动脉瘤	动脉瘤壁由动脉外膜和局部血管破裂形成的血肿和周围结缔组织构成，并与动脉腔相连

第八章　呼吸系统疾病

一、上呼吸道及肺部炎症性疾病

📖 呼吸系统疾病常见分类

呼吸系与外界通，疾病较多分四类；感染、阻塞、限制性，良恶性肿瘤也可见。

表 8-1　呼吸系统常见疾病分类

	特点	举例
感染性疾病	病原体引起的呼吸道炎症疾病，最为常见	鼻炎、鼻窦炎、支气管炎、肺炎等
阻塞性肺病	气道阻塞、肺功能不全	慢性支气管炎、肺气肿、支气管哮喘
限制性肺病	肺弹性减弱，顺应性降低，膨胀受限	呼吸窘迫综合征、肺尘埃沉着症等
肿瘤	良恶性肿瘤	鼻咽癌、肺癌等

📖 鼻炎

急性鼻炎较常见，多因病毒或过敏；迁延不愈转慢性，单肥萎特四类型。

表 8-2　鼻炎

类型	病因	病理变化
急性鼻炎		
病毒性鼻炎	鼻病毒、冠状病毒、副流感病毒等	鼻黏膜充血、水肿，浆液渗出，可转化为黏液化脓性炎
过敏性鼻炎	吸入性过敏原，如花粉、螨等，属于 I 型变态反应	鼻黏膜上皮层杯状细胞增多，间质水肿，肥大细胞增多，并有嗜酸性粒细胞、淋巴细胞等浸润
慢性鼻炎		
单纯性鼻炎	鼻腔血管神经调节功能紊乱	鼻黏膜血管扩张，腺体分泌增多
肥厚性鼻炎	鼻腔血管神经调节功能紊乱、过敏等	鼻黏膜肥厚，鼻甲肿胀
萎缩性鼻炎	与遗传有关	鼻黏膜萎缩，嗅觉障碍或消失，鼻腔内有痂样苔膜形成，易为腐败菌感染
特异性鼻炎	为全身性疾病的一部分，如结核、麻风等	在鼻黏膜形成慢性肉芽肿性炎

咽炎

急性咽炎伴上感，迁延不愈转为慢。

表8-3　咽炎

类型	病变特点
急性咽炎 　单纯性咽炎 　急性化脓性咽炎	常为上呼吸道感染的一部分，多由病毒引起，也可由链球菌等细菌感染引起
慢性咽炎 　单纯性咽炎 　肥厚性咽炎 　萎缩性咽炎	咽部黏膜充血、腺体增生，分泌物增多伴淋巴细胞浸润 黏膜肥厚，淋巴组织及纤维结缔组织增生 多由慢性萎缩性鼻炎蔓延而来，主要表现为黏膜和腺体的萎缩

喉炎

感冒后可发喉炎，急性喉炎三类型；急性难愈转慢性，慢性喉炎分两种。

表8-4　喉炎

类型	病变特点
急性喉炎	
卡他性喉炎	由感冒病毒引起，早期黏膜充血水肿，之后中性粒细胞浸润伴黏液脓性分泌物形成
假膜性炎	白喉杆菌引起，多由咽白喉蔓延而来
出血性炎	流感所致，若合并葡萄球菌等感染，常有黏膜坏死和溃疡形成
慢性喉炎	
单纯性喉炎	喉黏膜及黏膜下组织充血水肿、淋巴细胞浸润
增生性喉炎	喉黏膜增厚，上皮增生，甚至角化，黏膜下纤维结缔组织增生，淋巴细胞、浆细胞浸润，可有淋巴滤泡形成；可能有声带息肉或声带小结形成

急性气管支气管炎

急性支管炎三型：卡他化脓溃疡性。

表 8-5 急性气管支气管炎

类型	病变特点
急性卡他性气管支气管炎	黏膜及黏膜下层充血、水肿，可有少量中性粒细胞浸润；管腔表面可覆有较薄的黏性黄色分泌物
急性化脓性气管支气管炎	黏膜及黏膜下层有大量中性粒细胞浸润；有脓性分泌物覆盖在管腔表面
急性溃疡性气管支气管炎	管腔黏膜发生浅表性坏死、糜烂，继而形成溃疡

大叶性肺炎的病因及发病机制

受凉酗酒过劳等，机体抵抗力降低；肺炎球菌等病菌，侵入肺泡致炎症。

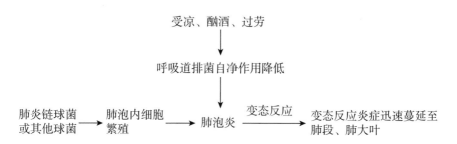

图 8-1 大叶性肺炎的病因和发病机制

大叶性肺炎病理变化

渗多浆液扩血管，红球纤维肺填满；红球崩解血球多，早红晚灰硬如肝；
渗物渐溶肺变黄，颗粒消散质地软。

表 8-6 大叶性肺炎的病理变化及临床病理联系

分期	充血水肿期	红色肝样变期	灰色肝样变期	溶解消散期
发生时间	发病后 1～2 天	发病后 3～4 天	发病后 5～6 天	发病后 1 周左右
肉眼观察	病变肺叶肿胀，暗红色	病变肺叶肿胀，暗红色，质实如肝，切面颗粒状	病变肺叶肿胀，灰白色，质实如肝，切面颗粒状	肺叶呈灰红色，质地变软，逐渐恢复正常
炎症特点	浆液性渗出性炎症	纤维素性出血性炎症	纤维素性化脓性炎症	炎症渗出物溶解吸收

续表

分期	充血水肿期	红色肝样变期	灰色肝样变期	溶解消散期
组织学	肺泡壁毛细血管扩张充血，肺泡腔内有大量浆液及少量细胞渗出	肺泡壁毛细血管扩张充血，肺泡腔内有大量红细胞和较多纤维素	肺泡壁毛细血管受压闭合，肺泡腔内有大量纤维素和中性粒细胞	中性粒细胞变性、坏死，纤维素溶解吸收，肺组织结构恢复正常
临床症状	寒战、高热，咳泡沫状痰，外周血白细胞增多	稽留热，咳铁锈色痰，发绀，呼吸困难，胸痛	同红色肝样变期，但发绀、呼吸困难、咳铁锈色痰减轻	体温下降，症状和体征消失，肺功能恢复正常
X线检查	病变处呈片状分布的模糊阴影	大片致密阴影	大片致密阴影	病变处阴影密度减弱至消失，恢复正常

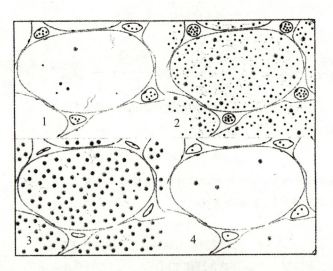

图 8-2　大叶性肺炎病变发展示意图
1. 充血水肿期；2. 红色肝样变期；3. 灰色肝样变期；4. 溶解消散期

大叶性肺炎的并发症

大叶肺炎并发症，肺肉质变因机化；胸膜肥厚和粘连，胸部脓肿及脓胸；
全身感染性休克，严重脓毒败血症。

表 8-7　大叶性肺炎的并发症

并发症	说明
肥肉质变（机化性肺炎）	由于肺内炎性病灶中，中性粒细胞渗出过少，释放的蛋白酶不足以溶解渗出物中的纤维素，后者被肉芽组织取代而机化
胸膜肥厚和粘连	病变累及局部胸膜，伴发纤维素性胸膜炎所致
肺脓肿及脓胸	多发生于病原菌毒强大而机体抵抗力低下时
败血症或脓毒败血症	严重感染时，细菌侵入血液大量繁殖并产生毒素所致
感染性休克	见于重症病例，又称为中毒性或休克性肺炎

小叶性肺炎

多种病菌混感染，老少体弱易发病；病属急性化脓炎，病变单位肺小叶；双下多处小病灶，胸膜通常不受累。

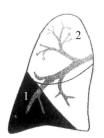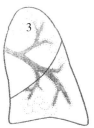

图 8-3　肺炎病变部位和范围示意图
1. 大叶性肺炎；2. 小叶性肺炎；3. 间质性肺炎

表 8-8　大叶性肺炎、小叶性肺炎与间质性肺炎之比较

比较内容	小叶性肺炎	大叶性肺炎	间质性肺炎	
			支原体肺炎	病毒性肺炎
病理性质	以细支气管为中心的肺组织的急性化脓性炎症	以肺泡腔弥漫性纤维素渗出为主的炎症	肺间质的炎症	肺间质的炎症，有病毒包涵体形成
好发人群	儿童和老年人	青壮年	儿童和青年	在儿童和老年人中，病情常较为严重
肉眼观察	双肺表面和切面散在分布 0.5～1.0cm 灰黄质实病灶；下叶和背侧多见；严重者病变可互相融合成片，甚至累及整个大叶	常为单侧肺下叶；可同时或先后累及多个大叶，早期充血水肿，病变肺叶肿胀，暗红；随后出现红色肝样变期和灰色肝样变期	常累及一个肺页，以下叶多见；病变肺组织暗红，实变不明显	病变常不明显，病变肺组织也可因肺间质充血水肿而轻度肿大

续表

比较内容	小叶性肺炎	大叶性肺炎	间质性肺炎	
			支原体肺炎	病毒性肺炎
胸膜受累	一般不累及	累及	不累及	不累及
镜下观察	早期细支气管壁充血水肿，继而形成细支气管及其周围肺组织的化脓性炎症	典型自然发展过程，大致可分为四期：充血水肿期（浆液性渗出性炎症）、红色肝样变期（纤维素性出血性炎症）、灰色肝样变期（纤维素性化脓性炎症）和溶解消散期	炎症反应集中于肺泡壁、细支气管及周围组织，表现为间质增宽、水肿、血管扩张、充血，且常有大量淋巴细胞、单核细胞浸润，也可有少量浆细胞浸润	主要表现为沿支气管壁、细支气管壁、小叶间隔及肺泡间隔分布的间质性炎症；炎症程度可因病情轻重而不同，在病毒性肺炎中，具有诊断意义的是找到病毒包涵体
并发症及预后	婴幼儿、老年人和久病体弱者并发症多见，预后较差，常可称为患者死亡的直接原因；常见并发症有呼吸功能不全、心功能不全、支气管扩张症、肺脓肿和脓胸等	并发症较少见；并发症可有肺肉质变、中毒性休克、肺脓肿及脓胸等	大多数支原体肺炎预后良好，自然病程约为2周，患者可完全痊愈	病情严重者可有坏死性支气管肺炎，缺氧严重时导致心功能不全，严重患者愈合修复时，肺内遗留有瘢痕

二、慢性阻塞性肺疾病

慢性阻塞性肺疾病（COPD）是一组慢性气道阻塞性疾病的统称，其共同特点为肺实质和小气道受损，导致慢性气道阻塞、呼吸阻力增加和肺功能不全，包括慢性支气管炎、支气管哮喘、支气管扩张和肺气肿。

慢性支气管炎的病因和发病机制

理化刺激及感染，机体抵抗力降低；多种因素相综合，促进发生老慢支。

表8-9　慢性支气管炎的病因和发病机制

慢性支气管炎	说明
病因	
外因	①感染因素：病毒、细菌感染 ②理化因素：吸烟、寒冷、大气污染与过敏因素
内因	机体抵抗力下降，呼吸系统防御功能受损，神经内分泌失调

慢性支气管炎	说明
发病机制	多种因素综合作用，如自主神经功能失调，副交感神经功能亢进引起支气管收缩痉挛、黏液分泌物增多；营养缺乏（如缺乏维生素 A、C），可使支气管黏膜上皮细胞修复受影响

慢性支气管炎的病理变化

黏膜上皮受损伤，又能不断修复它；支气管壁炎 C 浸，腺体增生黏液化；

平滑肌断并萎缩，软骨变性有钙化。

表 8-10 慢性支气管炎的病理变化

病理变化	说明
黏膜上皮的损伤与修复	黏液 - 纤毛系统受损，上皮细胞变性、坏死，杯状细胞增多和鳞状上皮化生
腺体增生、肥大、黏液化	增生、肥大，浆液腺泡黏液化生，黏液栓
支气管壁其他组织的慢性炎性损伤	支气管壁充血、慢性炎细胞浸润，平滑肌断裂、萎缩，软骨可发生变性、萎缩、钙化、骨化

支气管哮喘

支管哮喘因过敏，肺因充气过膨胀；支管腔内黏液栓，夏科结晶见镜下。

表 8-11 支气管哮喘概况

项目	说明
病因及发病机制	
过敏原	花粉、尘埃、动物毛等
接触途径	呼吸道吸入、食入或其他途径
发作参与细胞	淋巴细胞、单核细胞、肥大细胞和嗜酸性粒细胞等
参与的细胞因子	IL-4、IL-5 和 IgE 等
病理变化	
肉眼观	肺过度膨胀，柔软疏松而有弹性，支气管腔内有黏稠痰气和黏液栓，偶可见支气管扩张
镜下观	黏膜上皮层中杯状细胞增多，黏液腺增生，黏膜的基底膜增厚并发生玻璃样变，管壁平滑肌肥大，黏膜下及肥厚的肌层内有嗜酸性粒细胞浸润；管腔内有黏液栓填塞，黏液栓中可见尖棱状夏科 - 莱登（Charcot-Leyden）结晶（嗜酸性粒细胞膜蛋白成分）及 Curschmann 螺旋——崩解的细胞和黏液成分共同构成的螺旋状黏丝

支气管扩张

支管受损腔扩张，管壁增厚因炎症；黏膜增生或萎缩，糜烂溃疡可形成。

表8-12   支气管扩张概况

项目	说明
病因	
支气管壁的炎性损伤	如慢性支气管炎、麻疹、百日咳后支气管炎及肺结核病
支气管先天性发育缺陷和遗传因素	如巨大支气管扩张症、遗传性胰腺囊肿性纤维化常合并腺囊性纤维化
发病机制	上述各种原因导致支气管壁平滑肌、弹力纤维和软骨等支撑结构破坏或发育不全，最终导致支气管壁持久性扩张
病理变化	
肉眼观	病变可局限于一个肺段或肺叶，也可累及双肺，以左肺下叶多见；扩张的支气管呈圆柱状和囊状两种状态；肺切面上可见呈圆柱状或囊状的支气管；小、细支气管扩张呈蜂窝状小囊状，内可有黏液脓性渗出物，管壁黏膜增生肥厚或萎缩变薄；扩张的支气管周围肺组织可发生萎缩、纤维化或肺气肿
镜下观	支气管黏膜萎缩变薄或增生突起，有时可见有上皮鳞状化生，或有糜烂和溃疡形成；支气管壁平滑肌、弹力纤维和软骨减少甚至消失；管壁由慢性肉芽组织取代，并有炎细胞浸润

肺气肿的病因和发病机制

支管壁厚而狭窄，黏液堵塞管腔细；细支气管弹性差，抗胰蛋白酶降低；
肺泡组织受损伤，降低肺泡回缩力。

表8-13   肺气肿的病因和发病机制

病因和发病机制	说明
阻塞性通气障碍	① 慢性炎症使小支细管和细支气管结构破坏，引起纤维化增生，使管壁增厚、管腔狭窄 ② 黏液性分泌物增多并形成黏液栓堵塞管道
呼吸性细支气管和肺泡壁弹性降低	① 长期慢性炎症破坏了大量弹力纤维，使细支气管和肺泡弹性回缩力减弱 ② 阻塞性肺通气障碍使细支气管和肺泡长期处于高张力状态，弹性降低，使残气量进一步增多
α_1-抗胰蛋白酶水平降低	该酶能抑制多种蛋白水解酶，α_1-抗胰蛋白酶水平降低，蛋白水解酶破坏了肺组织结构，使肺泡回缩力减弱

肺气肿的类型

肺气肿分三类型：肺泡间质其他型。

表8-14 肺气肿的类型及病变特点

肺气肿类型	病变特点
肺泡性肺气肿（阻塞性肺气肿）	
腺泡中央型肺气肿	呼吸性细支气管囊状扩张
腺泡周围型肺气肿	肺泡管和肺泡囊扩张
全腺泡性肺气肿	呼吸性细支气管、肺泡管、肺泡囊及肺泡均扩张
间质性肺气肿	细支气管或肺泡间隔破裂，空气进入肺间质形成
其他类型肺气肿	
瘢痕旁肺气肿	出现在肺组织瘢痕灶周围，由肺泡破裂融合形成
代偿性肺气肿	肺萎缩或实变灶周围肺组织的肺泡代偿性过度充气
老年性肺气肿	老年人肺组织弹性减弱使残气量增多引起肺膨胀

表8-15 几种常见的慢性阻塞性疾病

	慢性支气管炎	肺气肿	支气管扩张症
病因	病毒或细菌感染，吸烟、过敏，机体抵抗力降低，呼吸系统防御力下降，神经内分泌功能失调	慢性支气管炎、吸烟、大气污染、感染、α_1-抗胰蛋白酶缺乏症（全腺泡性肺气肿）、老年性肺弹性减弱	慢性支气管炎、麻疹、百日咳后的支气管肺炎、肺结核、支气管异物吸入、肿瘤
发病机制	病毒或常驻菌感染（肺炎链球菌为主）引起炎症，吸烟与慢性支气管炎成正相关（损害呼吸道黏膜、降低局部抵抗力、小气道痉挛，气道阻力增加）	小气道炎症和肺间隔断裂（关键），α_1-抗胰蛋白酶缺乏症导致弹性蛋白酶数量多、活性大，破坏肺组织，引起原发性肺气肿，无慢性支气管炎	① 感染→炎症→支气管壁支撑结构破坏→支气管扩张症 ② 支气管周围感染和纤维化牵拉管壁→支气管扩张症 ③ 咳嗽支气管内压增高→支气管扩张症 ④ 遗传因素（巨大支气管、肺囊性纤维化）
病理变化			
肉眼观	大支气管-小支气管肉眼观察，变化不明显	肺膨大，边缘钝，色灰白，肺组织柔软而弹性差，切面如蜂窝状	① 慢性化脓性疾病，支气管腔持久性扩张，下叶多于上叶，左叶多于右叶（左下叶背断最多），各级支气管均可受累 ② 肺呈蜂窝状，扩张支气管腔有黏液脓性或黄绿色脓性渗出，周围组织萎陷、纤维化、肺气肿

续表

	慢性支气管炎	肺气肿	支气管扩张症
镜下观	① 黏液-纤毛系统受损，纤毛上皮变性坏死，杯状细胞增生，可发生鳞状上皮化生 ② 腺体增生肥大，浆液腺上皮黏液腺化生，分泌亢进，阻塞气道 ③ 支气管壁充血，炎症细胞浸润（淋巴细胞、浆细胞） ④ 平滑肌断裂萎缩，喘息型患者可增生肥大 ⑤ 软骨变性、萎缩、钙化或骨化	① 肺泡扩张间隔变窄，肺泡孔变大，间隔断裂，肺泡融合呈大囊腔 ② 毛细血管床减少，肺小动脉内膜纤维性增厚 ③ 小支气管、细支气管可见慢性炎症细胞浸润	① 上皮损伤修复明显，有鳞状化生 ② 支气管壁增厚，黏膜下血管扩张充血，炎症细胞浸润 ③ 管壁平滑肌、弹力纤维、软骨破坏和纤维化 ④ 支气管周围淋巴组织及肺组织纤维化
临床表现	慢性咳嗽、咳痰、喘息反复发作，冬春季好发，一年发作3个月以上，连发2年以上	咳嗽、咳痰逐渐加重，呼气性呼吸困难，气促，胸闷，发绀，低氧血症（阻塞性通气障碍）	反复发作咳嗽，大量浓痰，反复咯血，有胸痛症状
体征	早期无明显体征，晚期可有散在干、湿啰音	过度吸气状态，肋骨上抬，肋间隙增宽，桶状胸	固定部位的干、湿啰音，杵状指
病理联系	支气管扩张症、肺气肿、肺源性心脏病	肺动脉高压、肺源性心脏病	肺动脉高压、肺源性心脏病

三、肺尘埃沉着症

尘肺的发病机制

吸入石棉或硅尘，吞噬细胞来吞噬；细胞崩解和自噬，释放多种溶性物；引起肺部慢性炎，纤维增生纤维化。

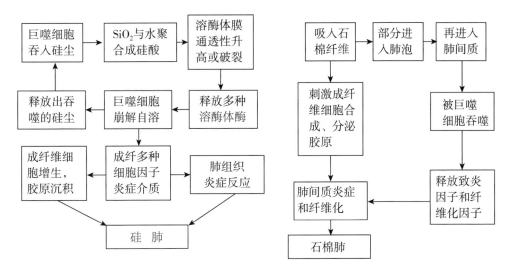

图 8-4　肺尘埃沉着症（尘肺）的发病机制

硅肺的病理变化

形成特殊硅结节，纤维排成同心圆；组织弥漫纤维化，玻璃样变是胶原。

表 8-16　硅肺的病理变化

病理变化类型	病理变化特点
硅结节	为境界清楚的圆形或椭圆形结节；直径 3 ～ 5mm，色灰白，触之有砂粒感，由吞噬硅尘的巨噬细胞聚集形成的细胞性结节，结节内成纤维细胞增生后则形成纤维性结节，其内胶原纤维呈同心圆或漩涡状排列，部分胶原纤维发生玻璃样变
肺组织弥漫性纤维化	病灶为致密的玻璃样变性的胶原纤维

硅肺分期及病变特征

一期结节数量少，主要分布叶中下，肺门组织纤维化。

二期结节多而大，全部肺叶像撒花，肺门严重纤维化。

三期结节融合块，结节团块全肺撒，组织弥漫纤维化。

表 8-17　硅肺分期及病理变化

比较内容	I期硅肺	II期硅肺	III期硅肺
硅结节数量	较少，主要分布于中下叶近肺门处	数量增多，散布于双肺，中下叶近肺门处密度高	硅结节密集与肺纤维化融合成块
硅结节大小	直径 1～3mm	体积增大	可与肺纤维化融合呈团块，直径 >2cm，可形成硅肺空洞
硅结节分布范围	①肺：两肺中下叶近肺门处 ②胸膜：可有硅结节，无增厚	①肺：散布全肺，集中在两肺中下叶；总病变范围不超过全肺的1/3 ②胸膜：增厚	①肺：团块状硅结节累及全肺 ②胸膜：增厚明显
肺纤维化程度	肺门淋巴结有硅结节形成和纤维化改变	双肺均有较明显的肺纤维化	硅结节与肺纤维化融合成团块，肺组织弥漫性纤维化
肺大体检查	重量、体积、硬度无改变	重量、体积及硬度均增加	重量硬度明显增加、新鲜病变肺组织可竖立，浮沉实验（+）
胸透	肺野一定量小阴影分布不少于 2 个肺区	小阴影 ≤1cm 分布不少于 4 个肺区	大的团块阴影 ≥2cm×1cm，肺门淋巴结肿大、钙化

硅肺的并发症

常见并发肺结核，晚期发生肺心病；可见阻塞肺气肿，肺部感染病情重。

表 8-18　硅肺的并发症

并发症	说明
肺结核	常见，其结核病变比单纯肺结核病变更快、更广
慢性肺源性心脏病	常见于晚期癌症
肺部感染和阻塞性肺气肿	预后较差

石棉肺的病理变化

广泛病变肺间质，纤维化病变弥漫；石棉小体可形成，胸膜肥厚胸膜斑。

表 8-19　肺硅沉着症与肺石棉沉着症之比较

比较内容	肺硅沉着症	肺石棉沉着症
病因	长期吸入游离二氧化硅粉尘微粒	长期吸入石棉粉尘微粒
好发人群	长期从事采石、开矿、坑道作业以及在石英粉厂、玻璃厂、陶瓷厂和耐火材料厂等生产作业的工人	石棉矿的开采、选矿、运输工人，石棉加工及石棉制品厂的工人
主要病变	肺组织内硅结节的形成和弥漫性肺间质纤维化	石棉刺激引起广泛的肺间质弥漫性纤维化、石棉小体形成，胸膜肥厚及胸膜斑形成
分期	可分为 3 期	无相应分期
并发症	肺结核、肺源性心脏病（肺心病）、慢性支气管炎及阻塞性肺气肿、自发性气胸	恶性肿瘤、肺心病、肺结核
预后	晚期预后差	晚期预后差，并发恶性肿瘤预后差

四、慢性肺源性心脏病

引起肺心病的常见疾病

慢性阻塞性肺病，肺部血管有病变；影响胸廓运动病，均可引起肺心病。

表 8-20　引起肺心病的常见疾病

分类	疾病或病变
慢性阻塞性肺疾病	慢性支气管炎并发阻塞性肺气肿、支气管哮喘、支气管扩张症、肺尘埃沉着症、慢性纤维空洞型肺结核、肺间质纤维化
肺血管病变	广泛或反复发生的肺小动脉栓塞、原发性肺动脉高压症
影响胸廓运动的病变	脊柱后侧弯、类风湿关节炎、胸膜广泛粘连、胸廓严重畸形

能引起肺组织纤维组织明显增生的疾病

肺血液循环障碍，肿瘤尘肺和炎症；支管扩张等疾病，肺纤增生引发生。

表 8-21 能引起肺组织中纤维组织明显增生的疾病

疾病分类	常见疾病
炎症	大叶性肺炎肉质变、肺结核（尤其是纤维空洞型肺结核）
肺血液循环障碍	慢性肺淤血、肺梗死后肉芽组织修复
肿瘤	各种肿瘤均可有纤维组织（间质）增生，尤其是瘢痕癌
尘肺	硅肺、石棉肺等
其他	成人呼吸窘迫综合征（ARDS）后期、弥漫性肺纤维化、支气管扩张症

慢性肺源性心脏病的发病机制

胸廓运动有障碍，慢性阻塞性肺病；还有肺血管疾病，均致肺循阻力增；

肺动脉压往上升，右心腔大壁肥厚；逐渐形成肺心病，心力衰竭可发生。

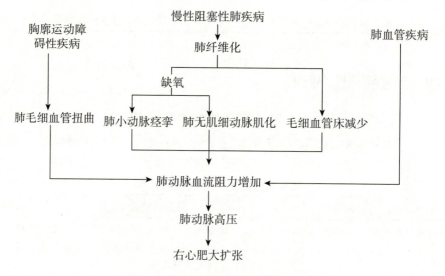

图 8-5 慢性肺源性心脏病的发病机制

慢性肺源性心脏病的病理变化

肺毛细血管床较少，小 A 平滑肌增生；右室肥厚腔扩张，前壁厚超 5 厘米。

表 8-22 慢性肺源性心脏病的病理变化

发生病理变化的部位	病理变化
肺部血管病变	小动脉中膜平滑肌增生肥厚，细动脉内膜纤维增生硬化，毛细血管床减少
心脏病变	以右心室壁肥厚，心腔扩张为特点；通常以肺动脉瓣下 2cm 处右心室前壁肌层厚度超过 5cm（正常 3～4cm）为诊断肺心病的病理形态标准

五、呼吸窘迫综合征

呼吸窘迫综合征的病理变化

呼吸窘迫综合征，见于成人新生儿；Ⅱ型上皮 C 病变，活性物质少分泌；
肺泡表面张力高，肺难扩张致缺氧；引起严重肺水肿，肺泡上皮损伤广；
泡内覆盖膜状物，微血管内有血栓。

表 8-23 呼吸窘迫综合征的病理变化

	病理变化
肉眼观	双肺肿胀，重量增加，暗红色，湿润，可有少量出血点（斑），切面膨隆，含血量多，可有实变或萎陷灶
镜下观	肺间质毛细血管扩张，充血，肺泡腔和肺间质内含有大量蛋白质浆液（肺水肿）；在肺呼吸性细支气管、肺泡管及肺泡内表面有薄层红染的膜状物覆盖（透明膜）；间质内有点状出血和灶状坏死，微血管内有透明血栓和白细胞栓塞，肺泡上皮弥漫性损伤
电镜观	损伤的Ⅱ型肺泡上皮细胞线粒体空泡变，内质网扩张，板层小体变性坏死

六、呼吸系统常见肿瘤

鼻咽癌的病因

遗传因素有作用，EB 病毒来感染；多种化学致癌物，均可诱发鼻咽癌。

表 8-24 鼻咽癌的病因

鼻咽癌的病因	说明
EB 病毒	EB 病毒与鼻咽癌的关系十分密切
遗传因素	鼻咽癌不仅有明显的地域性，也可有明显的家族性
化学致癌物质	如亚硝酸胺类，多环芳香烃类及镍等与鼻咽癌的发病有一定关系

鼻咽癌的组织学类型

镜下观察鼻咽癌，分为鳞癌和腺癌。

表 8-25　鼻咽癌的组织学类型

鼻咽癌类型	病变特点
鳞状细胞癌	
分化性鳞癌	① 角化型（高分化鳞癌）：癌巢内细胞分层明显，可见细胞内角化，棘细胞间有时可见细胞间桥，癌巢中央可有角化珠形成 ② 非角化型（低分化鳞癌）：癌巢内细胞分层不明显，细胞形态大小不一，常呈卵圆形、多角形或梭形，细胞间无细胞间桥、无细胞角化及角化珠形成
未分化性鳞癌	① 泡状核细胞癌：癌细胞呈片状或不规则巢状分布，癌细胞胞质丰富，境界不清，常呈合体状；细胞核大，圆形或卵圆形，空泡状，有 1～2 个大而明显的核仁，核分裂象多见；癌细胞间或癌巢间有较多淋巴细胞浸润 ② 另一类型：癌细胞小，胞质少，呈小圆形或短梭形，弥漫分布，无明显癌巢结构
腺癌	① 高分化腺癌：为柱状细胞腺癌或乳头状腺癌 ② 低分化腺癌：癌巢不规则，腺样结构不明显，癌细胞小

✍ 鼻咽癌的扩散途径

直接蔓延侵近邻，淋巴转移早发生；扩散到咽和颈部，血道转移到全身。

表 8-26　鼻咽癌的扩散途径

扩散途径	说明
直接蔓延	向上可侵犯颅内，向下侵犯会厌部，向外破坏咽鼓管侵犯中耳，向前可蔓延至鼻腔或眼眶；其中颅底骨、卵圆孔外被破坏最多见
转移	
淋巴道转移	先至咽后壁淋巴结，然后至颈上深淋巴结
血道转移	多转移至骨、肺、肝、肾和肾上腺等

✍ 喉癌的分型

按照发展分三型：原位癌限在上皮；早期浸润固有层，晚期浸润损喉壁。

表 8-27　喉癌（鳞状细胞癌）的分型

分型	病理变化特点
原位癌	癌仅限于上皮内，上皮全层均癌变，但不突破基底膜
早期浸润癌	部分癌组织突破上皮基底膜，向下浸润，在固有层内形成癌巢
浸润癌	① 浸润癌：癌组织已浸润喉壁 ② 疣状癌：癌组织向喉壁呈疣状突起，形成菜花状或息肉状肿块；镜下呈乳头状结构，癌细胞分化较好，可有不同程度的局限性浸润

表 8-28 鼻咽癌与喉癌的比较

	鼻咽癌	喉癌
病因	EB 病毒、遗传、化学致癌物	吸烟、酗酒、环境污染
肉眼特点	结节型、菜花型、黏膜下浸润型、溃疡型	乳头状、疣状、菜花状
组织学类型	鳞癌（包括高分化鳞癌、低分化鳞癌、未分化鳞癌）、腺癌	多为鳞癌，腺癌少见
病理变化	① 鳞癌：最常见，高分化者癌巢细胞分界明显，见大量角化珠，低分化者癌巢细胞分层不明显，细胞大小不等，无角化现象 ② 未分化癌：癌巢不规则分布，境界不清，癌细胞呈合体空泡状，间质淋巴细胞浸润，癌细胞或呈小圆短梭形弥漫分布，无巢状结构 ③ 腺癌：癌细胞呈腺泡或腺腔样，或呈不规则条索状或片状	① 鳞癌：依发展程度可分为原位癌、早期浸润癌和浸润癌；癌细胞见不同程度的角化现象和细胞间桥，癌细胞可呈梭形，排列紊乱，不形成癌巢，有时可见乳头状结构 ② 腺癌：少见
扩散途径	① 早期常经淋巴道转移：同侧颈部淋巴结转移，皮下出血无痛性结节常为首发症状 ② 直接蔓延：侵犯头部各部位及颈椎、脊髓 ③ 血道转移：常转移至肝、肺、骨、肾等	① 直接蔓延侵犯邻近软组织、甲状腺、食管、气管 ② 颈部淋巴结转移晚发生 ③ 血道转移少见
临床表现	鼻出血、鼻塞、耳鸣、听力减退、复视、偏头痛、颈部淋巴结肿大	声音嘶哑

肺癌的病因

空气污染及吸烟，职业因素有关联。

表 8-29 肺癌的病因

肺癌的病因	说明
吸烟	吸烟是肺癌致病的最危险因素之一
空气污染	污染空气中 3/4- 苯并芘、二乙基亚硝酰胺及砷等致癌物质含量高；家居装饰材料散发的氡及氡子体等也是肺癌发病的危险因素
职业因素	长期接触放射性物质（铀）或吸入含石棉、镍、砷等粉尘的工人，肺癌发病率高

肺癌的大体类型

肺癌可以分三型：中央周围弥漫型。

表 8-30 肺癌的大体类型、组织学类型、病理特点、扩散途径

	中央型肺癌	周围型肺癌	弥漫型肺癌
占肺癌	60%～70%	30%～40%	2%～5%
发生部位	气管、支气管	肺段或其远端支气管	末梢肺组织
肿块形态	巨大肿块	结节状、球形，2～8cm	粟粒状，多发性结节
肺门转移	发生早，肿大淋巴结与肺门融合	发生较晚	—
病理类型	鳞状细胞癌最多见，多有吸烟史	腺细胞癌最多见	肺泡细胞癌多见
肿瘤部位	肺门部	接近肺膜，可侵犯胸膜	肺大叶或全肺

肺癌的组织学类型

肺癌的组织分六型，鳞癌腺癌腺鳞癌；大细胞癌小 C 癌，肉瘤样癌分化差。

表 8-31 肺癌的组织学类型

组织学类型	光镜特点	电镜特点
鳞状细胞癌	① 高分化者的癌巢中有角化珠形成，常可见到细胞间桥 ② 中分化者无角化珠，可有细胞间桥，低分化者无细胞角化及角化珠	可见鳞状细胞特征性的张力微丝束及细胞间桥连接
腺癌	多为周围型肺癌；高分化者为细支气管肺泡癌，低分化者为肺腺癌，常无腺样结构，呈实心条索状，细胞异型性明显	癌细胞内有微腔形成，表面有微绒毛；胞质内有分泌颗粒，细胞间有连接复合体
鳞腺癌	含有腺癌和鳞癌两种成分	
小细胞癌（小细胞神经内分泌癌）	癌细胞小，呈圆形或椭圆形，似淋巴细胞，但体积较大，也可呈梭形或燕麦形，胞质少，似裸核，癌细胞呈弥漫性分布或片状、条索状排列	癌细胞胞质中可见神经分泌颗粒
大细胞癌	癌组织常呈实性团块或片状，癌细胞体积大，胞质丰富，均匀淡染，核圆形、卵圆形或不规则形，染色深，异型明显，核分裂象多见	为低分化腺癌或鳞癌
肉瘤样癌	分化差，可分为多形性癌、梭形细胞癌、巨细胞癌和癌肉瘤等亚型	

七、胸膜疾病

胸膜疾病分三种，炎症积液间皮瘤；炎性渗出有三类，浆液化脓纤维素。

表 8-32 常见胸膜炎及胸腔积液类型

	液体性质外观	常见病
浆液性胸膜炎	淡黄色外浆液性渗出物	肺炎、肺结核、类风湿关节炎、系统性红斑狼疮
纤维素性胸膜炎	纤维素渗出伴不等量中心粒细胞浸润	肺炎、肺结核、尿毒症、风湿病、肺梗死
化脓性胸膜炎	黄绿色脓液渗出物	肺炎链球菌、金黄色葡萄球菌引起的肺炎、肺脓肿、肺结核
胸腔渗出液	浆液性、纤维素性、化脓性	胸膜炎症等
胸腔漏出液	清亮无色	心力衰竭、肾脏病、肿瘤压迫使局部淋巴回流受阻
血性胸水	常为渗出液	肺癌累及胸膜、胸膜间皮瘤、肺结核、肺梗死

第九章　消化系统疾病

一、食管的炎症

急性食管炎

急性食管炎三型：单纯化脓坏死性。

表9-1　急性食管炎

类型	病因	临床病理表现	后果
单纯性卡他性炎	强刺激性食物，高温食物	黏膜充血、水肿	多可在短期内痊愈
化脓性炎	多继发于食管憩室伴食物潴留、腐败及细菌感染	局部化脓性炎、脓肿形成	可波及食管壁软组织形成蜂窝织炎；继发纵隔炎、胸膜炎、脓胸
坏死性食管炎	强酸、强碱腐蚀，猩红热、白喉等波及食管黏膜	食管黏膜坏死、溃疡形成	食管瘢痕狭窄

慢性食管炎

慢性食管炎三种，单纯反流Barrett，胃液反流至食管，反复发生可癌变。

表9-2　慢性食管炎

类型	病因	临床病理表现	后果
单纯性慢性食管炎	习惯性摄入刺激性食物；重度吸烟，以及食管狭窄致食物潴留和慢性淤血	食管上皮局限性增生及不全角化，有时形成食管黏膜白斑	一般预后良好，伴黏膜糜烂者，可有出血
反流性食管炎	胃液反流至食管	早期黏膜充血、水肿、炎细胞浸润；上皮细胞脱落形成糜烂、溃疡	晚期可有瘢痕形成，引起食管狭窄，癌变
Barrett食管	胃食管反流	慢性反流性食管炎时，食管下段黏膜的鳞状上皮可被胃黏膜柱状上皮所取代	消化性溃疡、狭窄、出血，非典型增生、癌变

二、胃炎

📖 胃炎的基本病变

黏膜坏死与增生，小凹扩大而变浅；腺体萎缩或化生，间质水肿 C 浸润。

表 9-3 胃炎的基本病变

病变部位	基本病变
胃黏膜上皮	坏死、增生、肠上皮化生
胃小凹	扩大、延长、变浅
胃腺体	萎缩、肠上皮化生、不典型增生
间质	充血、水肿、炎细胞浸润及纤维组织增生

📖 急性胃炎

急性胃炎分四型，常因感染或刺激。

表 9-4 急性胃炎的常见类型

常见类型	病因	胃镜病变所见
急性刺激性胃炎	暴饮暴食，食用过热或刺激性食品以及烈性酒	见黏膜潮红，充血水肿，有黏膜附着，可见糜烂
急性出血性胃炎	服药不当或过度酗酒所致，创伤及手术等引起的应激反应	胃黏膜急性出血合并轻度糜烂，或可见多发性应激性浅表溃疡形成
腐蚀性胃炎	吞服强酸、强碱或其他腐蚀性化学剂引起	胃黏膜坏死、溶解，病变较重，可累及深层组织甚至穿孔
急性感染性胃炎	化脓菌经血道（败血症或脓毒血症）或胃外伤直接感染所致	可引起急性蜂窝织炎性胃炎

📖 慢性胃炎的病因和发病机制

幽门螺杆菌感染，长期慢性刺激胃；十二指肠液反流，自身免疫损伤胃。

表 9-5 慢性胃炎的病因和发病机制

病因发病机制	说明
幽门螺杆菌感染	该菌可分泌尿素酶、细胞毒素相关蛋白、细胞空泡毒素等，损伤胃黏膜
长期慢性刺激	长期吸烟饮酒、滥用水杨酸类药物，喜食热烫、浓碱或刺激性食物，使急性胃炎反复发作
十二指肠液反流	可破坏胃黏膜屏障功能
自身免疫性损伤	此病可能属于器官特异性自身免疫病

慢性胃炎

慢性胃炎有四种，慢性浅表性胃炎，慢性萎缩性胃炎，慢性肥厚性胃炎，疣状胃炎属第四，胃炎名称即特征。

表 9-6　各型慢性胃炎的组织学特征

项目	慢性浅表性胃炎	慢性萎缩性胃炎	慢性肥厚性胃炎	疣状胃炎
大体特点	黏膜充血水肿，呈淡红色，可伴有点状出血和糜烂	黏膜色灰白，变薄，平坦，黏膜下血管可见	黏膜形成粗大皱襞，呈脑回状	黏膜表面出血，可见多个肚脐样疣状隆起
组织学特点	黏膜浅层的非特异性慢性炎，胃固有腺数量不减少	非特异性慢性炎伴胃固有腺体数量减少，常伴有肠上皮化生和假幽门腺化生	黏液腺增生，腺管延长，间质炎症不明显	病灶中心凹陷部的胃黏膜上皮变性坏死脱落，伴急性炎性渗出物覆盖

表 9-7　慢性浅表性胃炎与慢性萎缩性胃炎的病变比较

比较内容	慢性浅表性胃炎	慢性萎缩性胃炎
部位	胃窦部	胃体、胃底、胃窦
范围	多灶性、弥漫性	多灶性、弥漫性
大体观察	胃黏膜充血、水肿，偶有点状出血或糜烂	胃黏膜变薄，灰色，黏膜下小血管清晰可见
组织和细胞学观察	黏膜浅层为主的淋巴细胞、浆细胞浸润，可有水肿、充血和表浅上皮脱落	黏膜固有层内淋巴细胞、浆细胞浸润，固有腺体萎缩和（或）减少，常见上皮化生（肠上皮化生、假幽门腺化生），部分腺体呈囊性扩张

慢性萎缩性胃炎的分类

慢性萎缩性胃炎，分为 AB 两类型，B 因胃酸多分泌，A 因自身免疫病。

表 9-8　慢性萎缩性胃炎的分类

比较内容	A 型	B 型
发病部位	胃体部或胃底部	胃窦部为主
发病机制和发病因素	自身免疫学（抗壁细胞和内因子抗体）	胃酸分泌过多
胃酸分泌	减少	增加
胃泌素分泌	增加	正常
萎缩、肠上皮化生	逐渐出现	常见

续表

比较内容	A 型	B 型
G 细胞增殖	有	没有
主要临床表现	伴有自身免疫病和恶性贫血	伴有十二指肠溃疡和十二指肠炎，常有溃疡症状

三、消化性溃疡

消化性溃疡的病因和发病机制

幽门螺杆菌感染，黏膜抵抗力下降，胃液对胃有损伤，遗传因素有相关，神经内分泌失调，胃酸增多促溃疡。

表 9-9　消化性溃疡的病因及发病机制

病因或发病机制	说明
幽门螺杆菌感染	幽门螺杆菌能破坏胃十二指肠黏膜防御屏障；分泌多种酶及生物活性物质，破坏黏膜上皮；促进胃黏膜 G 细胞增生，刺激胃酸分泌增多；促进中性粒细胞趋向黏膜上皮细胞，诱发消化性溃疡
黏膜抗消化能力降低	胃黏膜分泌不足或胃黏膜上皮受损，盐酸、胃蛋白酶等的消化作用可导致溃疡形成；长期服用损坏胃黏膜屏障的药物也能诱发溃疡
胃液的消化作用	胃液中的盐酸、胃蛋白酶可消化或破坏局部黏膜引起溃疡
神经、内分泌功能失调	可引起胃酸分泌增多，促进溃疡形成
遗传因素	在某些家族中有高发趋势；O 型血者发病率较高，说明溃疡病发生可能与遗传有关

消化性溃疡的病理特点

常发幽门或球部，溃疡圆形或椭圆，底部平坦分四层，渗出坏死肉芽瘢。

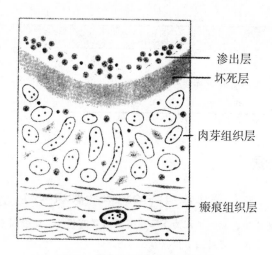

渗出层
坏死层
肉芽组织层
瘢痕组织层

图 9-1　胃溃疡底部结构示意图

表 9-10　消化性溃疡病的病理特点

观察方法	病理变化
肉眼观	① 胃溃疡：多位于胃小弯近幽门处，直径多小于 2cm，溃疡呈圆形或椭圆形，边缘整齐，底部平坦，浅掘状 ② 十二指肠溃疡：多见于十二指肠球部的前、后壁，直径多小于 1cm，溃疡较浅
组织学	溃疡由表层向深层依次分为 4 层：炎性渗出层、坏死组织、肉芽组织和瘢痕组织，底部可见增殖性动脉内膜炎

消化性溃疡病的并发症

出血穿孔与癌变，幽门狭窄也可见。

表 9-11　消化性溃疡病的并发症

并发症	说明	占患者百分比
出血	若溃疡底部毛细血管破裂引起少量出血，大便潜血试验阳性；若大血管破裂，出现呕血及柏油样大便，甚至发生出血性休克	10% ~ 35%
穿孔	可引起腹膜炎，十二指肠溃疡易发生穿孔	5%
幽门狭窄	溃疡经久不愈形成大量瘢痕，瘢痕收缩可引起幽门狭窄，患者出血反复呕吐，严重者可发生碱中毒	3%
癌变	多发生于长期胃溃疡患者，十二指肠溃疡几乎不发生癌变	≤ 1%

表 9-12　消化性溃疡小结

内容	胃溃疡	十二指肠溃疡	复合溃疡
部位	胃窦部小弯侧	球部	胃窦部＋十二指肠球部
发病率	约25%	约70%	约5%
直径	2.5cm 以内（较大）	1cm（较小浅）	
合并症			
幽门狭窄	多见	少见	可见
穿孔	少见	多见	可见
出血	可见	可见	可见
癌变	可见	无	可见

四、阑尾炎

阑尾炎

阑尾炎属化脓炎，分为急慢两大类。

表 9-13　各型阑尾炎的病理特点

类型	病理特点
急性阑尾炎	
急性单纯性阑尾炎	黏膜及黏膜下层为主的急性化脓性炎，阑尾壁水肿及中性粒细胞浸润
急性蜂窝织炎性阑尾炎	阑尾壁全层的急性化脓性炎，常伴有阑尾周围炎及局限性腹膜炎
急性坏疽性阑尾炎	伴阑尾壁坏死的急性化脓性炎，常发生阑尾穿孔，可引起弥漫性腹膜炎或阑尾周围脓肿
慢性阑尾炎	阑尾壁的慢性炎症，常伴有不同程度的纤维化和慢性炎细胞浸润

五、炎症性肠炎

炎症性肠炎

非特异性之肠炎，常见类型有四种，急性出血性肠炎，局限肠炎 Crohn 病，慢性溃疡结肠炎，菌群失调性肠炎，病理变化无特异，故称非特异肠炎。

表 9-14　四种常见肠道炎症疾病的临床病理特点比较

	急性出血性坏死性肠炎	局限性肠炎（克罗恩病）	慢性溃疡性结肠炎	菌群失调性假膜性肠炎
常见人群	小儿	20～30岁青年	30岁以上	各年龄
主要部位	小肠	回肠末端	结肠	肠道各段
肉眼	节段性出血、坏死	水肿、增厚、变硬，块状分布，状如卵石	溃疡伴假息肉形成	假膜形成
镜下	肠壁出血、坏死	坏死性肉芽肿性炎累及肠壁全层	慢性溃疡性炎性病变	纤维素渗出、黏膜坏死
临床	急性经过，便血、休克	慢性腹部包块、肠瘘、肠梗阻	经过缓慢，病程越长，癌变风险越高	长期使用广谱抗生素造成的并发症

几种肠道疾病的病变特点

肠道疾病种类多，病因病机各不同，好发部位有差别，病变性质有异同，溃疡形态具特征，相互比较可分清。

表 9-15　几种常见肠部溃疡性疾病的比较

疾病种类	好发部位	典型溃疡的肉眼特征	组织学特点
肠阿米巴病	盲肠、升结肠	口小底大烧瓶状	液化性坏死、阿米巴滋养体
肠血吸虫病	直肠、乙状结肠	大小不等的溃疡	虫卵沉积、虫卵结节
肠结核	回盲部	环形或集合淋巴小结，溃疡的长轴与肠长轴平行	干酪样坏死、结核结节或结核性肉芽组织
肠伤寒	回肠下段淋巴组织	孤立或集合淋巴小结，溃疡的长轴与肠长轴平行	伤寒小结
细菌性痢疾	乙状结肠、直肠	地图状溃疡	假膜形成
大肠癌	直肠、乙状结肠	火山口状溃疡	不同类型腺癌组织
十二指肠溃疡	十二指肠球部	溃疡通常一个，圆形，直径多在1cm内，边缘整齐，周围黏膜皱襞向溃疡集中	溃疡底部可分为渗出层、坏死层、肉芽组织及瘢痕层
溃疡性结肠炎	结肠各部	浅表溃疡，可相互逐渐融合	慢性非特异性肠炎、隐窝脓肿、广泛溃疡
克罗恩（Crohn）病	主要累及回肠末端	节段性病变，纵行溃疡及裂隙	裂隙状溃疡、透壁性改变，非干酪样坏死性肉芽肿

📖 可引起小肠穿孔的疾病

几种小肠中疾病，可以引起肠穿孔。

表 9-16 可能引起小肠穿孔的疾病及其病理特点

可导致小肠穿孔的疾病	疾病的病理特点
先天发育异常	有先天性肠闭锁、先天性肠狭窄，可引起梗阻、肠壁坏死，导致穿孔；Mechel 憩室可继发炎症，引起穿孔
肠梗阻和肠套叠	严重时导致肠壁静脉、动脉受压，肠壁发生坏疽、穿孔
肠血管性疾病	累及肠系膜血管的动脉硬化、结节性多动脉炎、血栓性静脉炎等，可引起肠壁缺血性坏死，导致肠穿孔
炎症性疾病	肠结核、Crohn 病、肠阿米巴病等发生溃疡，多引起慢性穿孔；急性坏死可引起急性穿孔
肿瘤性疾病	小肠癌、恶性淋巴瘤、恶性胃肠间瘤等，可继发溃疡形成，引起肠穿孔

六、病毒性肝炎

📖 肝炎病毒

肝炎病毒分六型，各型特征不相同，主经消化道传播，注射传染 BG 型，有的诱肝生癌变，有的可能转慢性。

表 9-17 各型肝炎病毒及其相应肝炎的特点

肝炎病毒型	病毒大小、性质	潜伏期（周）	传染途径	转成慢性肝炎	暴发型肝炎
HAV	27nm，单链 RNA	2 ～ 6	肠道	无	0.1% ～ 0.4%
HBV	43nm，DNA	4 ～ 26	密切接触，输血、注射	5% ～ 10%	<1%
HCV	30 ～ 60nm，单链 RNA	2 ～ 26	同上	>70%	极少
HDV	缺陷性 RNA	4 ～ 7	同上	共同感染 <5%，重叠感染 80%	共同感染 3% ～ 4%，重叠感染 7% ～ 10%
HEV	32 ～ 34nm，单链 RNA	2 ～ 8	肠道	无	合并妊娠 20%
HGV	单链 RNA	不详	输血、注射	无	不详

共同感染（coinfection）指 DNA 与 HBV 同时感染，重叠感染（superinfection）指在慢性 HBV 感染的基础上重叠感染 HDV。

表 9-18　各型肝炎的发生机制

肝炎类型	T 淋巴细胞免疫功能	病毒量	病毒毒力	被感染的肝细胞量	被损伤的肝细胞量
轻型或亚临床型	功能正常	甚少	很弱	很少	很少
急性	功能正常	较少	较弱	较少	较少
重型	功能过强	多	强	多	多
慢性	功能不足	少→多	弱→强	少→多	少量不断损伤
无症状病毒携带者	免疫耐受 / 缺陷	少→多	弱→强	少→多	无或极少

病毒性肝炎的基本病理变化

肝 C 变性和坏死，炎症细胞有浸润，肝 C 再生可修复，
间质反应性增生，纤维化成肝结节，肝脏硬化可形成。

表 9-19　病毒性肝炎的基本病理变化

基本病理变化	说明
肝细胞变性坏死	肝细胞变性有细胞水肿和嗜酸性变两种类型；肝细胞坏死有嗜酸性坏死和溶解性坏死（包括点状坏死、碎片状坏死、桥接坏死及大片坏死）等类型
炎性细胞浸润	主要为淋巴细胞浸润于肝小叶内或汇管区
肝细胞再生	坏死的肝细胞由周围的肝细胞分裂再生而修复
间质反应性增生和小胆管增生	库普弗（Kupffer）细胞、成纤维细胞参与损伤的修复；慢性病例在汇管区可见小胆管增生
纤维化	可将肝分割成由纤维包绕的结节，最终形成肝硬化

病毒性肝炎肝细胞坏死的类型

点状、碎片状坏死，桥接坏死见重症，急性重症肝炎时，大块坏死可发生。

表 9-20　病毒性肝炎肝细胞坏死的类型

肝细胞坏死类型	特点	常见肝炎类型
点状坏死	肝小叶内单个或数个肝细胞坏死	急性普通型肝炎
碎片状坏死	发生在界板处的灶性坏死	慢性活动性肝炎

肝细胞坏死类型	特点	常见肝炎类型
桥接坏死	连接肝小叶中央静脉和汇管区或连接相邻的中央静脉的条带型坏死灶	重度慢性活动性肝炎或亚急性重型肝炎
大片坏死	① 以中央静脉为中心的大范围坏死，坏死面积大于肝实质的 2/3 ② 亚大片坏死：坏死面积小于肝实质的 50%	急性重型肝炎

肝细胞再生类型

肝细胞再生分两样：原位再生结节状。

表 9-21　肝细胞再生类型

类型	原位再生	结节状再生
原坏死灶特点	坏死区小，点状坏死	大灶性坏死
再生的特点	网状支架未塌陷，肝细胞沿网状支架再生	不规则结节状增生
对肝组织的影响	小，可完全恢复原有的肝索结构	大，失去原有小叶的结构和功能
常见肝炎类型	急性普通型肝炎	重度慢性肝炎或亚急性重型肝炎

肝炎类型

肝炎可分两类型：普通型与重症型。

表 9-22　肝炎类型

项目	急性普通型肝炎	慢性普通型肝炎	急性重型肝炎	亚急性重型肝炎
坏死	点状坏死	点状、灶状、碎片状、桥接	大片坏死	大片坏死
再生	完全再生	轻度者为完全再生，中重度者可出现结节状再生	不明显	结节状再生
炎性浸润	轻度	慢性炎症细胞浸润	大量炎症细胞浸润	大量炎症细胞浸润
肝大小	肿胀变大、质软	无变化，或略增大	缩小（左叶为甚）	缩小
肝被膜	紧张	稍紧张	皱缩、黄（红）褐色	皱缩、黄绿色

急性肝炎

肝细胞变性气球样，炎细胞浸润肝肿胀；点状坏死酶升高，胆囊受压皮发黄。

急性重症肝炎

肝C坏死极广泛，几无再生姜缩肝；犹如震后重灾区，肝衰出血深黄疸。

亚急性重症肝炎

新旧坏死一大片，少量再生同出现；好像废墟几新房，死里逃生也硬变。

表 9-23　病毒性肝炎的临床病理类型及特点

项目	急性	轻度慢性	中度慢性	重度慢性	急性重型	亚急性重型
病程	半年以内	半年以上	半年以上	半年以上	10余天	数周至数月
肉眼观	肝大，表面光滑	肝大，表面光滑	肝大，表面较光滑	肝大，表面颗粒	急性黄/红色肝萎缩	亚急性黄/红色肝萎缩
肝细胞变质	水变性，嗜酸性变，点状坏死	点状坏死，轻度碎片状坏死	中度碎片状坏死，桥接坏死	重度碎片状坏死，桥接坏死	弥漫性大片坏死	大片坏死
肝细胞再生	有	有	较明显	明显	不明显	结节状再生
炎细胞浸润	轻，小叶内、汇管区	轻，小叶内、汇管区	较明显，小叶内、汇管区	明显，小叶内、汇管区	明显，小叶内、汇管区	明显，小叶内、汇管区
纤维组织增生	无	轻，汇管区	较明显，汇管区、小叶内	明显，汇管区、小叶内	无	明显，汇管区、小叶内
结局	多数治愈，少数转为慢性	多数恢复	部分可恢复	多数发展为门脉性肝硬化	大多数死于肝功能衰竭	发展为坏死后性肝硬化

表 9-24 肝炎分型、发病机制及病理特点

项目	普通型病毒性肝炎				重型病毒性肝炎		无症状病毒携带者
	急性普通型	慢性普通型			急性	亚急性	
		轻度	中度	中度			
发生条件	免疫功能正常，病毒少火毒力弱	有病毒感染，但免疫功能不足			免疫功能过强或病毒数量多、毒力强		免疫耐受或缺陷
变性	明显	不明显	不明显	明显	明显		
点状坏死	少，偶见	明显	明显	明显			
碎片状坏死	无	轻微	中度	重度			
桥接坏死	无	无	无	无		明显	
大片坏死	无	无	无	无	明显	明显	
小叶结构	完整	完整	基本完整	不完整	仅为网状支架	破坏	
纤维增生	无	轻微，汇管区	中度，侵入小叶内	明显，并分隔肝小叶	不明显	明显	
肝细胞再生	轻微	轻微	轻微	明显形成结节	无	明显大结节	
炎细胞浸润	轻微	较少	中等	多	密集	密集	
病程及临床特点	病程在6个月内，可伴有黄疸或无黄疸	病程在6个月以上，可转为重型			黄疸、出血、肝衰竭、肝性脑病，多在短期内死亡	起病较急，病程较长，在数周或数月	

无症状病毒携带者会出现免疫耐受或缺陷，病毒在肝细胞内持续存在，而受乙肝病毒感染的肝细胞呈毛玻璃样改变，即胞质内充满嗜酸性细颗粒物质，呈不透明毛玻璃样。无明显的炎症变化；乙型肝炎病毒携带者 HBsAg 阳性，无其他肝损害表现。

表 9-25 急性和亚急性重型肝炎的病理学变化

项目	急性重型肝炎	亚急性重型肝炎
组织和细胞学观察	① 弥漫性大片肝细胞坏死 ② 坏死细胞溶解清除，残留网状支架塌陷，Kupffer 细胞增生肥大 ③ 小叶内和汇管区炎细胞浸润	① 新旧不等的大片肝细胞坏死和肝细胞结节状再生 ② 小胆管增生、淤胆，结缔组织明显增生 ③ 小叶内外炎细胞浸润明显
大体观察	急性黄色肝萎缩或急性红色肝萎缩，肝体积缩小，质软，薄膜皱缩，切面黄色或红褐色	亚急性黄色肝萎缩，肝体积缩小，表面皱缩，有大小不等结节，切面黄绿色，有再生结节及坏死区

慢性活动性肝炎

坏死较多灶带样，增生明显叶异常；反复易转肝硬化，肝功损重多症状。

慢性迁延性肝炎

坏死增生都少量，小叶结构仍正常；慢性炎 C 浸润多，肝功少损预后良。

表 9-26 各型慢性病毒性肝炎的比较

比较点	轻度慢性肝炎	中度慢性肝炎	重度慢性肝炎
坏死	点状	碎片状、桥接状	严重的碎片状、桥接样
纤维增生	汇管区	伸入肝小叶	分割肝小叶
肝小叶	完整	大部分完整	不完整
结节状再生	无	有，不明显	有，明显

慢性肝炎的分级分期

评价炎症活动度：从 0 到 4 分 5 级；评价纤维化程度：从 0 到 4 分 5 级。

表 9-27 慢性肝炎的分级分期

级（G）	炎症活动度	
	汇管区及周围	小叶内
0	无炎症	无炎症
1	汇管区炎症	无或少数坏死灶
2	轻度碎片坏死	变性，点、灶状坏死或嗜酸性小体
3	中度碎片坏死	变性、坏死重或桥接坏死
4	重度碎片坏死	桥接坏死范围广，累及多个小叶，小叶结构失常

续表

期（G）	纤维化程度
0	无
1	汇管区扩大，纤维化
2	汇管区周围纤维化，纤维间隔向小叶内延伸，小叶结构保留
3	纤维间隔形成伴小叶结构紊乱，无肝硬化
4	可疑或肯定肝硬化

表 9-28　其他类型的感染

分类	说明
其他病毒感染引起的肝炎	EB病毒感染、巨细胞病毒（CMV）感染、单纯疱疹病毒（HSV）感染、黄热病毒感染均可引起肝炎，有的可发生相应特征性病理改变
自身免疫性肝炎	是一种慢性疾病，与慢性病毒性肝炎难以区分
药物或中毒性肝炎	某些药物也可引起肝炎

七、酒精性肝病

酒精性肝病的发病机制

营养缺乏易引起，三羧循环水平低，乙醇转化成乙醛，
乙醛有毒损肝C，还能产生自由基，过氧化物伤机体。

表 9-29　酒精性肝病的发病机制

发病机制	说明
NADH/NAD 比值增高	① 三羧酸循环水平低→脂肪肝 ② 乳酸水平升高→肝细胞耗氧增多
乙醛毒性作用	破坏肝细胞结构
自由基产生	损伤细胞膜
营养缺乏	促进酒精毒性作用

酒精性肝病的病理变化

酒精对肝损害大，脂肪变性最易发；次为酒精性肝炎，最终发生肝硬化。

表 9-30　酒精性肝病的病理变化

酒精性肝病的病理变化	说明
脂肪肝	肉眼见肝大而软，黄色；肝细胞肿大变圆，含大脂肪滴时，胞核挤到细胞一侧；小叶中央区受累明显，有时伴有肝细胞水样变性
酒精性肝炎	肝细胞脂肪变性，酒精透明小体形成，灶状；肝细胞坏死伴中性粒细胞浸润
酒精性肝硬化	相邻肝小叶的纤维化条索相互连接，肝小叶正常结构被分割破坏，成为假小叶

八、肝硬化

肝硬化的分类原则及类型

按照病因分九类，按照形态分四型；综合分类分三种：门脉坏死淤胆型。

表 9-31　肝硬化的分类原则及类型

分类方法	分类名称
按病因分类	病毒肝炎性、酒精性、胆汁性、隐源性、坏死后性（相当于大结节及大小结节混合型）、淤血性、寄生虫性、色素性
按形态分类	小结节型（结节≤3mm）、大结节型（结节≥3mm）、大小结节混合型、不完全分割型
综合分类	门脉性（相当于小结节型）、坏死后性、胆汁淤积性

门脉性肝硬化的病因

乙丙肝炎是主因，长期酗酒不节制；营养不良脂肪肝，毒物损伤莫忽视。

表 9-32　门脉性肝硬化的病因

病因	说明
肝炎病毒感染	是我国肝硬化的主要原因，尤其是乙型和丙型病毒性肝炎与肝硬化的发生密切相关
慢性酒精中毒	酒精在体内代谢产生乙醛，对肝细胞有直接毒害作用，使肝细胞发生脂肪变性逐渐进展为肝硬化
营养不良	食物中长期缺乏蛋氨酸或胆碱类物质，肝合成磷脂障碍而经脂肪肝发展为肝硬化
毒物损伤	例如四氯化碳、辛可芬等，长期作用可致肝损伤而引起肝硬化

门脉性肝硬化

肝 C 广损又再生，结缔组织也补上；反复形成假小叶，质硬面粗菠萝样；

门脉高压血受阻，肝功不全果不良。

门脉高压症

侧支循环三症状，食管静脉有怒张；腹壁浅脉见显露，痔脉扩张成痔疮；

腹水形成脾增大，胃肠淤血消不良。

表 9-33 门脉高压症的病理变化和临床表现

病理变化	临床表现
脾淤血	脾功能亢进，红细胞、白细胞、血小板减少
胃肠淤血水肿	食欲缺乏、消化不良
腹腔积液	腹胀、腹水征阳性
侧支循环形成	
食管下段静脉曲张	血管破裂、大呕血（肝硬化死因之一）
直肠静脉（痔静脉）丛曲张	便血，贫血
脐周静脉网曲张	腹壁"海蛇头"（caput medusa）现象

肝门静脉侧支循环途径

（1）

门脉受阻血反向，门左食管奇上腔；门下直肠髂下腔，门附脐周上下腔。

（2）

胃左食管奇上腔，胸腹壁与脐周网；腹后门腔小属支，肠系膜下到肛肠。

表 9-34 门静脉侧支循环主要途径表

	门静脉	门静脉	门静脉	
侧支循环的血流途径	↓	↓	↓	
	胃左静脉	脾静脉	附脐静脉	
	↓	↓	↓	
	食管静脉丛	直肠上静脉	脐周静脉丛	
	↓		↓	↓
	食管静脉	直肠静脉丛	胸腹壁静脉	腹壁浅静脉
	↓	↓	↓	↓
	奇静脉	直肠下静脉、肛静脉	腹壁上静脉	腹壁下静脉

续表

	门静脉	门静脉	门静脉	
侧支循环的血流途径	↓	↓	↓	↓
	上腔静脉	髂内静脉	腋静脉 锁骨下静脉	股静脉 髂外静脉
		↓	↓	↓
		髂总静脉	头臂静脉	髂总静脉
		↓	↓	↓
		下腔静脉	上腔静脉	下腔静脉
临床体征	食管静脉曲张破裂呕血	直肠静脉曲张形成痔破裂便血	脐周静脉怒张	

正常情况下，门静脉与腔静脉系之间吻合支细小，血流量很少，均按正常方向回流到所属静脉系；当门静脉内压升高时（如肝硬化），血液不能畅通入肝，则通过上述吻合途径形成侧支循环，经上、下腔静脉回心；交通支血量增加，致使其扩张，弯曲变形，于是呈现静脉曲张现象，甚至吻合部位处血管破裂，引起呕血和便血。

肝功能不全的表现

合成减少蛋白降，少灭激素见肝掌；男性乳大睾丸萎，凝血酶低出血象；

胆汁障碍有黄疸，脑情预示肝衰亡。

表 9-35 肝功能不全的表现和发病机制

主要表现	发生机制
睾丸萎缩、男性乳腺增生	雌激素在肝内灭活减少
肝掌、蜘蛛状血管痣	雌激素在肝内灭活减少
出血倾向与贫血	肝合成凝血因子减少，脾功能亢进血小板破坏增多
黄疸、皮肤瘙痒	肝细胞坏死、胆汁淤积
肝性脑病（肝昏迷）	肝细胞坏死和门-腔静脉分流不能解毒

肝硬化的类型

肝硬化分三类型：门脉坏死胆汁性。

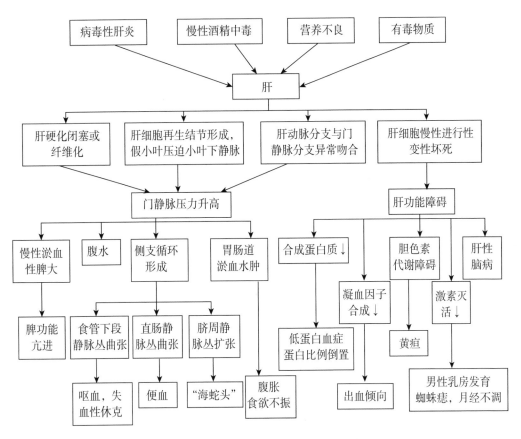

图 9-2 门脉性肝硬化的发病机制及临床表现

表 9-36 三种类型肝硬化的比较

比较内容	门脉性肝硬化	坏死后性肝硬化	胆汁性肝硬化
病因	病毒性肝炎	中毒、重型肝炎	先天、后天性胆管阻塞
发生机制	主动性纤维分隔包绕	被动性纤维分隔包绕	主动性纤维分隔包绕
大体	肝体积小、质硬、表面切面的结节呈圆、卵圆形，直径0.1~0.5cm	肝体积小、质硬、表面切面的结节大小不一，不规则，直径0.5~1.5cm	肝体积小、质硬、表面切面的结节呈细小颗粒，直径0.1cm左右
组织学			
假小叶	呈圆、卵圆形，较规则	呈新月形或地图状，极不规则，大小、形状不一	形态欠规则，拼图样外观，可见肝细胞内淤胆

续表

比较内容	门脉性肝硬化	坏死后性肝硬化	胆汁性肝硬化
增生的纤维组织	有细胞型，宽窄较一致，其内可见增生的小血管和小胆管，以及淋巴细胞浸润	无细胞型，宽窄极不一致，其内可见增生的小血管和小胆管以及淋巴细胞浸润	有细胞型、较窄，其内可见增生小胆管内明显淤胆及胆栓形成，以及淋巴细胞浸润
临床	门静脉高压、肝功能不全	肝功能不全、门静脉高压	门静脉高压、肝功能不全
并发症	感染、出血、肝性脑病	肝癌、肝性脑病	感染、肝性脑病
死因	消化道大出血、感染	肝性脑病、肝癌	肝功能衰竭

九、肝代谢性疾病与循环障碍

肝代谢性疾病

肝脏主要管代谢，代谢障碍可生疾；肝与豆状核变性，含铁血黄素沉积；糖原在肝脏沉积，另有类脂质沉积。

表 9-37　肝代谢性疾病

	肝豆状核变性	含铁血黄素沉积症	糖原沉积症	类脂质沉积症	
				戈谢病	磷脂沉积症（尼曼 - 皮克病）
病因	13 号染色体的隐性遗传	溶血及肝内出血的疾病	常染色体隐性遗传	常染色体隐性遗传	常染色体隐性遗传
肉眼观			肝颜色变浅，肿大，可达正常肝的 3 倍以上	肝、脾大，脾大尤为明显	肝大

续表

	肝豆状核变性	含铁血黄素沉积症	糖原沉积症	类脂质沉积症	
				戈谢病	磷脂沉积症（尼曼-皮克病）
镜下观	在肝细胞中可见有脂褐素、铜结合蛋白、铁等沉着；铜或铜结合蛋白，可有组织化学染色检出；早期见干细胞线粒体基质中有大颗粒或晶体沉着；中枢神经系统可见被壳及苍白球变性，尾状核萎缩，大脑皮质及小脑变性等	含铁血黄素主要沉积于肝细胞内，Kupffer细胞内也有色素沉着，但较肝细胞轻；因输血引起者Kupffer细胞色素沉着则较明显	肝细胞明显肿大，胞浆淡染，呈疏松的颗粒状并有空亮区；冷冻切片，PAS染色可见肝细胞内红色的糖原颗粒；对淀粉酶的消化反应稳定，后期多种类型可伴有肝纤维化或肝硬化	肝内聚集大量高度胀大的载脂巨噬细胞，有的胞浆呈泡沫状，有的胞浆出现红染条纹，后者排列成皱纹纸样外观，胞核小，圆形或椭圆形居于细胞中央，称为戈谢细胞；这些细胞主要分布于小叶中央静脉附近的肝窦内和汇管区，偶见发生肝纤维化和肝硬化	肝窦内和汇管区有大量Kupffer细胞和巨噬细胞聚集，细胞体积肿大，胞浆呈泡沫状，核小居中，称为Pick细胞，肝细胞内也可见有脂肪，主要为中性脂肪及胆固醇；电镜下见Pick细胞内充满多数年轮样层状排列的球形包涵体
临床表现	首先累及肝，待肝饱和后再沉积于中枢神经系统，故出现神经系统症状；铜也可蓄积于角膜，在角膜周围出现绿褐色环（Kayser-Fleischer环）	溶血性贫血、肝纤维化、肝硬化	主要累及肝、心、肾及肌组织，有低血糖、酮尿及发育迟缓等表现	主要累及肝、脾、骨髓及淋巴结等单核巨噬细胞系统	主要累及肝、脾、骨髓及淋巴结等器官，在儿童也侵犯神经系统

肝血循环障碍

肝血循环有障碍，静脉阻塞常可见；肝可淤血或出血，慢性淤血肝硬变。

表 9-38　肝血循环障碍

	门静脉阻塞	肝静脉阻塞
原因	肝、胰疾病引起门静脉的血栓或栓塞	先天性血管异常或局部静脉血栓
常见部位	肝内门静脉一支或多支	肝静脉至下腔静脉干；肝内肝静脉小分支
病理变化	肝小叶中央淤血、出血；局部肝细胞萎缩、变性、坏死	肝淤血、肝细胞萎缩、变性、坏死；肝出血、肝硬化
对人体影响	对体积无太大影响	慢性病例可发展为淤血性肝硬化

十、胆囊炎与胆石症

胆囊炎的病理变化

胆管胆囊生炎症，分为急慢两类型。

表 9-39　胆囊炎的病理变化

分类	病理变化
急性胆管炎和胆囊炎	黏膜充血水肿，上皮细胞变性、坏死脱落，管壁内不同程度的中性粒细胞浸润
慢性胆管炎和胆囊炎	胆管及胆囊黏膜萎缩，各层组织中均有淋巴细胞、单核细胞浸润和明显的纤维化

胆石症的病因发病机制

胆汁理化性质变，胆汁浓缩或淤滞；反复感染和炎症，均可促进胆结石。

表 9-40　胆石症的病因发病机制

病因发病机制	说明
胆汁理化性质改变	① 游离胆红素浓度增高，与胆汁中钙结合而析出 ② 胆汁中胆固醇含量过多而析出形成胆固醇结石 ③ 某些肠疾病丢失胆盐，可促进胆固醇析出
胆汁淤滞	胆汁中水被吸收过多，胆汁过度浓缩，胆固醇过饱和，均可促进胆石形成
感染	胆道感染可使胆汁淤滞；炎症脱落上皮、蛔虫残体及虫卵可作为结石核心，促进胆石形成

📖 胆石的类型

分为胆固醇结石，胆色素性混合石。

表 9-41 胆石的类型

	胆固醇结石	胆色素性结石	混合性结石
主要成分	胆固醇为主	胆红素为主	胆固醇、胆色素和钙盐等间隔而成
形状	多呈椭圆形（单发者）或多面形（多发者），表面平滑结节状，淡灰色，质硬	多为泥沙样，质软而脆；有的如沙粒，色棕黑或棕红	外形不一，为多面形颗粒，表面光滑，边缘钝圆，呈深绿色或棕色，切面呈环层状
X线表现	平片上不显影	平片上多不显影	平片上有时显影

十一、急性胰腺炎的病理变化

📖 急性胰腺炎的病理变化

两型急性胰腺炎，一为急性水肿性；二是急性出血性，反复迁延变慢性。

表 9-42 急性胰腺炎的病理变化

病理变化	病理特点	
	肉眼观	镜下观
急性胰腺炎		
急性水肿性胰腺炎	胰腺肿大，变硬	间质充血水肿，有中性粒细胞及单核细胞浸润，有时有局限性脂肪坏死
急性出血性胰腺炎	胰腺肿大，质软呈无光泽暗红色，胰腺原有的分叶结构消失，可见散在黄白色斑点或小灶状脂肪坏死	胰腺组织大片凝固性坏死，间质小血管壁也有坏死、出血，坏死区周围有轻度炎细胞浸润
慢性胰腺炎	胰腺呈结节状萎缩，质较硬；切面可见弥漫性纤维化，胰管扩张，管内偶见结石	胰腺组织广泛纤维化，腺泡和胰腺组织萎缩、消失，间质有淋巴细胞、浆细胞浸润

十二、消化系统常见肿瘤

（一）食管癌

📖 食管癌的病因

环境因素有作用，饮食习惯不卫生，遗传倾向较明显，综合起来致癌症。

表 9-43 食管癌的病因

病因	说明
饮食习惯	长期食用过硬、过热及粗糙的食物，刺激和损伤食管黏膜，食用富含亚硝酸盐的食物
环境因素	缺铜，可是食物中硝酸盐含量增高
遗传因素	本病家族聚集现象较为明显

食管癌的病理

吞咽困难食管癌，多为鳞状细胞癌。

表 9-44 食管癌概况

食管癌	说明
病变 　早期癌	① 肉眼：癌变处黏膜轻度糜烂或表面呈颗粒状，微小的乳头状，X 线钡餐检查仅见管壁轻度局限性僵硬或正常 ② 镜下：绝大部分为鳞状细胞癌
中晚期癌	① 肉眼：髓质型、蕈伞型、溃疡型、缩窄型 ② 镜下：中国人 90% 以上为鳞状细胞癌
临床病理	进行性吞咽困难，最终因恶病质死亡
扩散	① 直接蔓延 ② 转移：淋巴道转移，晚期可经血道转移

（二）胃癌

胃癌的病因

亚硝基胍可致癌，环境饮食有关联；幽门螺杆菌感染，癌前病变很危险。

表 9-45 胃癌的病因

病因	说明
可能与环境因素及生活饮食习惯有关	胃癌的发生有一定的地理分布特点
亚硝基胍类有致癌作用	动物实验可诱发胃癌
幽门螺杆菌感染	该菌可导致胃黏膜上皮细胞肿瘤相关基因的 CpG 岛甲基化、细胞凋亡等
癌前病变	如慢性萎缩性胃炎、胃息肉、胃溃疡病伴有异型性增生，胃黏膜大肠型肠上皮化生等是胃癌发生的病理基础

胃癌的分期

胃癌可以分为两期，胃癌早期进展期；早期胃癌有三型，隆起凹陷浅表型。
进展期癌也有三：息肉溃疡浸润型。

表 9-46　胃癌的分期及病理变化

胃癌分期分型	肉眼形态	组织学特点
早期胃癌		三型均以管状腺癌最多见，其
隆起型	肿瘤从胃黏膜表面隆起，有时呈息肉状	次为乳头状腺癌，未分化型癌
凹陷型	有溃疡形成，仍限于黏膜下层，此型最多见	最少见
表浅型	可分为表浅隆起型、表浅平坦型、表浅凹陷型	
进展期胃癌		各型组织学类型：乳头状腺癌、
息肉型或蕈伞型	癌组织向黏膜表面生长，呈息肉状，突入胃腔内	管状腺癌、黏液腺癌、印戒细胞癌等
溃疡型	部分癌组织坏死脱落，形成溃疡，一般呈皿状，有的边缘隆起，如火山口状	
浸润型	癌组织向胃壁呈局限或弥漫浸润，与周围正常组织无明显边界，胃壁增厚，胃腔缩小，黏膜皱襞大部消失	
胶样癌	癌细胞分泌大量黏液时，癌组织肉眼呈半透明的胶冻状	与上述三型中的任何一型相似或相同

胃癌的组织发生

来自胃腺胃小凹，黏膜肠上皮化生；黏膜非典型增生，可与癌变相移行。

表 9-47　胃癌的组织发生

胃癌的组织发生	说明
胃癌的细胞来源	主要发生自胃腺颈部和胃小凹底部的组织干细胞
肠上皮化生与癌变	肠上皮化生病变可向胃癌移行
非典型增生与癌变	癌旁黏膜常见重度非典型增生现象，有的与癌变呈移行关系

良性溃疡（溃疡病）

良性溃疡椭圆形，直径小于2厘米；溃疡较深边缘齐，溃疡边缘不隆起。
溃疡底部较平坦，黏膜皱襞向中集。

恶性溃疡（溃疡型胃癌）

恶性溃疡不整齐，直径大于2厘米；溃疡较浅边不齐，边缘隆起呈皿状；
底部不平有坏死，黏膜皱襞吞食状。

表 9-48 胃的良、恶性溃疡的形态鉴别表

鉴别内容	良性溃疡（胃溃疡）	恶性溃疡（溃疡型胃癌）
外形	圆形或椭圆形	不整形、皿状或火山口状
大小	溃疡直径一般 <2cm	溃疡直径常 >2cm
深度	较深	较浅
边缘	整齐、不隆起	不整齐，隆起
底部	较平坦	凹凸不平，有坏死，出血明显
周围黏膜	黏膜皱襞向溃疡集中	黏膜皱襞中断，呈结节状肥厚

（三）大肠癌

大肠癌变之引发，病因机制很复杂。

表 9-49 大肠癌的病因、发病机制

病因发病机制	说明
饮食习惯	高营养而少纤维的饮食与本病发生有关
遗传因素	如家族性腺瘤性息肉病的癌变（APC 基因突变）；遗传性非息肉性大肠癌（错配修复基因突变）
某些伴有肠黏膜增生的慢性肠疾病	如肠息肉状腺瘤、增生性息肉病、幼年性息肉病、绒毛状腺瘤、慢性血吸虫病、慢性溃疡性结肠炎等，由于黏膜上皮过度增生而发展为癌
大肠黏膜上皮逐步癌变的机制	
经腹瘤癌变	大肠癌绝大多数来自原先存在的腺瘤
锯齿状病变通路	由于错配修复基因启动子区甲基化导致抑制基因表达的功能丧失所致
溃疡性结肠炎相关的大肠癌通路	在其很早期的上皮增生阶段就有 P53 的改变
幼年性息肉病 - 癌通路	部分幼年性息肉病的发生是由于 smad4 基因的突变所致

大肠癌的肉眼观

眼观肠癌四类型：隆起溃疡胶浸润。

表 9-50 大肠癌的肉眼观

类型	外观
隆起型	肿瘤呈息肉状或盘状向肠腔突出，可伴表浅溃疡，多为分化较高的腺癌

类型	外观
溃疡型	肿瘤表面形成较深的溃疡或呈火山口状，本型较多见
浸润型	常累及肠管全周，局部肠壁增厚、变硬，肠管环状狭窄
胶样型	肿瘤表面及切面均呈半透明、胶冻状，此型预后较差

大肠癌的组织学类型

大肠癌的组织型，临床分为 6 类型。

表 9-51　大肠癌的组织学类型

大肠癌的组织学类型	形态特点
乳头状腺癌	呈乳头状，乳头内间质很少
管状腺癌	癌细胞排列成腺管状，根据分化程度分 3 级
黏液腺癌或印戒细胞癌	以形成大片黏液湖为特点
未分化癌	癌细胞常较小，形态一致，细胞弥漫成片或成团，无腺上皮分化，不形成腺管样结构
腺鳞癌	肿瘤组织具有腺癌及鳞癌两种
鳞状细胞癌	多发生在直肠肛门附近的被覆鳞状上皮

大肠癌的分期

大肠癌可分六期，病情逐期会加重。

表 9-52　大肠癌分期及预后

分期	肿瘤生长范围	五年存活率（%）
A	肿瘤限于黏膜层（重度上皮内瘤变）	100
B_1	肿瘤侵及肌层，但未穿透，无淋巴结转移	67
B_2	肿瘤穿透肌层，但无淋巴结转移	54
C_1	肿瘤未穿透肌层，但有淋巴结转移	43
C_2	肿瘤穿透肠壁，并有淋巴结转移	22
D	有远隔脏器转移	极低

表 9-53 食管癌、胃癌、大肠癌的比较

	食管癌	胃癌	大肠癌
好发部位	以食管中段最多见，下段次之，上段最少	以胃窦部小弯侧多见	以直肠最多，其次为乙状结肠，其他部位也可有
肉眼特点	早期内镜检查基本正常或管壁仅有轻度局限性僵硬；中晚期可呈溃疡型、髓质型、缩窄型、蕈伞型	早期分为隆起型、表浅型、凹陷型；进展期分为息肉型、溃疡型、浸润型、胶样癌	早期以隆起型多见；中晚期分为隆起型、溃疡型、浸润型、胶样型
组织学类型	鳞状细胞癌、腺癌、腺鳞癌、基底细胞癌、小细胞癌	乳头状腺癌、管状腺癌、低分化腺癌、黏液细胞癌、黏液腺癌、未分化癌等	乳头状腺癌、基底细胞样癌等多见
转移规律	通过直接蔓延（主要经淋巴途径）侵入临近器官	通过直接蔓延转移到周围器官，晚期可转移到左锁骨上淋巴结；经门静脉转移至肝，还可到肺、脑等处，还可种植转移	可局部扩散至临近组织，可经淋巴途径转移，晚期可经血流途径转移
对机体影响	早期食管癌 5 年存活率可达 5～10 年，晚期手术切除生存率达 20%～30%	早期手术预后较好，晚期手术预后较差	早期手术预后较好，晚期存活率降至 30%

（四）肝癌

肝癌的分型

原发肝癌四类型，形态结构有差异；肝癌胆管细胞癌，二者差异亦显著。

表 9-54 原发性肝癌不同类型的形态

类型	形态
早期肝癌（小肝癌）	瘤体直径 <3cm，不超过 2 个瘤结
晚期肝癌	
块状型	单个结节直径 ≥ 5cm，若 ≥ 10cm 为巨块型，并可见卫星结节
多结节型	散在多个结节，直径 <5cm，可融合成较大结节
弥漫型	无明显结节或极小结节，弥漫分布

表 9-55　肝细胞性肝癌和胆管细胞癌的鉴别

特征	肝细胞性肝癌	胆管细胞癌
细胞起源	肝细胞	胆管细胞
地理分布	东方多	无差别
年龄	比较年轻	老年多见
性别	男性多	无差别
肝硬化	常有	偶尔有
肝细胞不典型增生	可有	无
AFP	阳性	阴性
产生胆汁	有	无
黏液	无	有
大体形态	质软、出血	灰白、硬韧
转移途径	静脉	淋巴道

第十章　淋巴造血系统疾病

一、淋巴结的良性病变

淋巴结良性病变的分类

常见反应性炎症，特殊感染第二名，可见相关病原菌，还有少数因不明。

表 10-1　淋巴结良性病变的分类

分类	特点
淋巴结反应性炎症	最常见，其病理改变基本相似，缺乏特异性；可分为急性和慢性非特异性淋巴结炎
淋巴结的特殊感染	由特殊的病原微生物引起，有特殊的病理改变，在病变组织分泌物或体液中可找到相关的病原微生物；在临床上需采用特殊药物治疗
原因不明的淋巴增生性疾病	如巨大淋巴结增殖症

淋巴结反应性炎症

淋巴反应性炎症，分为急慢两类型。

表 10-2　淋巴结反应性炎症

分类	临床表现	淋巴结病理改变
急性非特异性淋巴结炎	病变的淋巴结肿大，局部疼痛；若有脓肿形成时有波动感，其被覆的皮肤发红	淋巴结肿胀，灰红色；镜下淋巴滤泡增生，中性粒细胞浸润，若出现化脓菌感染，则滤泡生发中心坏死，形成脓肿
慢性非特异性淋巴结炎	见于类风湿关节炎、弓形体病	淋巴细胞数量增加，大小不一
淋巴滤泡增生	HIV 感染早期	生发中心明显扩大，增生的 B 淋巴细胞聚集在滤泡生发中心内，副皮质区有浆细胞、巨噬细胞
副皮质区淋巴增生	见于传染性单核细胞增生症，药物所致免疫反应等	淋巴结 T 细胞区增生，T 细胞增大，核圆形，有数个核仁；淋巴窦和血管内皮细胞增生
窦组织细胞增生	见于乳腺癌等肿瘤引流区的淋巴结	窦腔明显扩张，窦组织细胞肥大

淋巴结的特殊感染

特殊感染淋巴结，淋巴结肿是共同；病因不同病变异，仔细检查辨分明。

表 10-3　淋巴结的特殊感染

表现类型	病因	病理特点	临床特点
结核性淋巴结	结核分枝杆菌	结核性肉芽肿及干酪样坏死	① 一组淋巴结肿大 ② 颈部多见 ③ 需治疗
淋巴结真菌感染	真菌感染	① 曲菌：化脓性炎及脓肿形成 ② 新型隐球菌：肉芽肿性炎病原体（+）	① 全身淋巴结肿大 ② 儿童及老人多见 ③ 需治疗
组织细胞坏死性淋巴结炎［菊池（Kikuchi）病］	人类疱疹病毒6型	① 淋巴结副皮质区及被膜下片状或灶性凝固性坏死 ② 组织细胞活跃增生 ③ 吞噬现象明显	① 淋巴结轻度肿大 ② 轻微疼痛 ③ 年轻女性多见 ④ 自限性
猫抓病	巴尔通体科立克次体	① 上皮样细胞形成肉芽肿 ② 中心可形成星形脓肿	① 局部淋巴结肿大 ② 多见于腋下和颈部 ③ 18 岁以下多见 ④ 自限性
传染性单核细胞增多症	嗜 B 淋巴细胞 EB 病毒	① 累及所有淋巴造血系统及中枢神经系统 ② 外周血及受累组织出现 T 细胞标记的异型淋巴细胞 ③ B 淋巴细胞增生，滤泡增大 ④ 偶见似 HL 诊断性 R-S 细胞	① 血淋巴细胞增多 ② 全身淋巴结肿大 ③ 以颈后、腋下、腹股沟明显 ④ 青壮年人多见 ⑤ 急性自限性

二、淋巴组织肿瘤

淋巴组织瘤的病因与发病机制

免疫缺陷或抑制，感染细菌或病毒；职业暴露及环境，遗传因素也常有。

表 10-4　淋巴组织肿瘤的病因与发病机制

病因与发病机制	说明
病毒和细菌感染	如 EB 病毒与恶性淋巴瘤的发生密切相关；幽门螺杆菌感染与胃组织相关淋巴组织淋巴瘤的发生相关
免疫缺陷或抑制	机体免疫功能低下是恶性淋巴瘤的重要原因和发病条件
职业暴露和环境因素	长期接触熔剂、皮革、染料、杀虫剂和除草剂增加患淋巴瘤的风险
遗传因素	某些类型淋巴瘤患者基因存在遗传学异常

淋巴组织肿瘤的分类

综合考虑各因素，淋巴肿瘤类型多。

表 10-5 WHO 关于淋巴组织肿瘤的分类

前体淋巴细胞肿瘤	成熟 T 和 NK 细胞肿瘤
B 淋巴母细胞白血病 / 淋巴瘤，非特殊类型	T 细胞幼淋巴细胞白血病
B 淋巴母细胞白血病 / 淋巴瘤伴重现性遗传学异常	侵袭性 NK 细胞白血病
T 淋巴母细胞白血病 / 淋巴瘤	成人 T 细胞白血病 / 淋巴瘤
成熟 B 细胞肿瘤	结外 NK/T 细胞淋巴瘤、鼻型
慢性淋巴细胞性白血病 / 小淋巴细胞淋巴瘤	皮下脂膜炎样 T 细胞淋巴瘤
B 细胞幼淋巴细胞白血病	蕈样霉菌病 /Sezary 综合征
脾边缘区淋巴瘤	外周 T 细胞淋巴瘤，非特殊类型
毛细胞白血病	血管免疫母细胞性 T 细胞淋巴瘤
淋巴浆细胞性淋巴瘤	ALK 阳性的间变性大细胞淋巴瘤
浆细胞肿瘤	ALK 阴性的间变性大细胞淋巴瘤
结外边缘区黏膜相关淋巴组织淋巴瘤	霍奇金淋巴瘤
淋巴结内边缘区淋巴瘤	结节性淋巴细胞为主型霍奇金淋巴瘤
滤泡性淋巴瘤	经典型霍奇金淋巴瘤
套细胞淋巴瘤	结节硬化型
弥漫性大 B 细胞淋巴瘤，非特殊类型	混合细胞型
浆母细胞淋巴瘤	富于淋巴细胞型
Burkitt 淋巴瘤	淋巴细胞减少型

非霍奇金淋巴瘤

非霍奇金淋巴瘤，病理类型分为九。

表 10-6 常见非霍奇金淋巴瘤的临床表现、组织学特点及预后

淋巴瘤	临床特点	组织学特点	免疫组化及核型改变	预后
淋巴母细胞淋巴瘤 / 急性淋巴细胞性白血病（LBL/ALL）	急性发病，好发于儿童及青少年，占儿童白血病的 80%；多伴有白血病表现，特征性病变是末梢血中出现幼稚的淋巴母细胞	骨髓象与急性髓母细胞性白血病相似，淋巴结表现为清一色的淋巴母细胞弥漫浸润，淋巴结结构破坏	TDT 阳性，多数为 B 细胞性，少数为 T 细胞性，CD19 或 CD2 阳性；t (12；21)	2 ～ 10 岁 B 细胞性预后较好，多数可以治愈；其他年龄组预后差，特别是 MLL 重排或出现 PH 染色体者

淋巴瘤	临床特点	组织学特点	免疫组化及核型改变	预后
小淋巴细胞淋巴瘤/慢性淋巴细胞白血病(SLL/CLL)	多隐袭发病,多见于中老年人,可出现自身免疫性溶血或自身免疫反应,约半数以上伴有全身淋巴结和肝脾肿大	淋巴结结构消失,小淋巴细胞弥漫片状分布,其中散布在由小淋巴细胞和淋巴浆样细胞构成的小灶即增殖中心	多数为B细胞性,少数为T细胞性。多数B细胞标记特异阳性、CD23、CD5阳性、IgM或IgD阳性、κ或λ阳性、IgH和IgL基因重排。12号染色体三体,11号染色体缺失	病程和预后差异很大,多数可生存10年以上,中位生存时间是4~6年,但少数患者可转变为LBL或DLBL则预后不好,多在1年内死亡
滤泡性淋巴瘤(FL)	多见于中老年人,以全身淋巴结肿大为主要表现,内脏很少受累,但常累及骨髓,而无白血病表现	淋巴结结构破坏消失,瘤细胞由中心细胞和中心母细胞构成,呈结节状排列	CD19、CD20阳性,Bel-2阳性,t(14;18)	低度恶性,中位生存时间为7~9年,但对化疗不敏感,不易治愈
套细胞淋巴瘤(MCL)	多见于中年男性,主要表现为疲劳和淋巴结肿大,常累及骨髓、脾、肝和咽淋巴结;累及胃肠道易形成淋巴瘤样息肉	瘤细胞为套细胞样,呈弥漫性或呈带状围绕淋巴滤泡生长,但无增殖中心样结构	CD19、CD20、CD22和CD5阳性,CD23阴性,IgM和IgD同时阳性,Cyclin D1蛋白高表达,t(11;14)	伴有残存淋巴滤泡呈带状生长者为低恶性,中位生存时间为7年余,其余为中恶性,中位生存时间为3~5年,不易治愈
弥漫大B细胞淋巴瘤(DLBCL)	多见于中年人,但分布年龄范围大,中位年龄为60岁。主要表现为淋巴结迅速增大,可迅速累及结外组织,如胃肠道、皮肤和脑;晚期可累及肝、脾、骨髓,但罕见白血病表现	淋巴结结构消失,瘤细胞体积大,形态不一,呈中心细胞、中心母细胞和免疫母细胞样,可混有T细胞	CD19、CD20、CD79a阳性、CD10阳性或阴性、IgM或IgG阳性、κ或λ阳性、IgH和IgL基因重排;Bel-2阳性,t(14;18)	是一种高度侵袭性肿瘤,如不治疗可迅速导致死亡,但强化联合化疗多数可完全缓解或治愈
伯基特淋巴瘤(Burkitt)	多见于儿童,常见于淋巴结外,但多不出现白血病,肿瘤生长速度极快,可能是人类生长最快肿瘤	肿瘤由小型的中心母细胞构成,其中可见散在的巨噬细胞呈满天星状分布	表达B细胞标志,IgM阳性,t(8;14)、t(2;8)、t(8;22),与EBV感染有关	大剂量化疗,多数可治愈

续表

淋巴瘤	临床特点	组织学特点	免疫组化及核型改变	预后
浆细胞淋巴瘤（PL）	多见于中老年人，发展缓慢，常表现为多发或单发的溶骨性改变，骨外常累及呼吸道、肝、脾、淋巴结；可见血清M成分和本周蛋白尿	肿瘤由分化不一致的浆细胞构成，成分单一，血清中M成分主要是IgG，少数为IgA、IgM，IgE罕见	CD38和CD138阳性，B细胞标志CD19CD20、CD79a均可为阳性或阴性，IgH和IgL基因重排	低度恶化，化疗效果不好，孤立性病变预后较好，多发病变较差；中位生存时间为2～4年
外周T细胞淋巴瘤（PTCL）	多发生于成人，表现为局灶性或全身性淋巴结肿大，可累及结外皮肤、皮下、脾等内脏，呈播散性、侵袭性生长	淋巴结结构破坏，后微静脉增生，瘤细胞异型性明显，由不同分化阶段T细胞构成，瘤组织内可混有非肿瘤细胞	CD2、CD3、CD4或CD8阳性，TCR基因重排，TdT阴性	高度恶性，对治疗无反应，预后不好
NK/T细胞淋巴瘤（NK/TCL）	多发生于青中年男性，以鼻中隔和鼻软骨、骨破坏、广泛坏死为特征	组织坏死明显，瘤细胞呈T淋巴母细胞样，围绕血管生长	表达T细胞标记CD2、CD3或CD56，与EBV感染密切相关，但无TCR基因重排	高度恶性，侵袭性强，中位生存时间为1年，预后不好

霍奇金淋巴瘤

霍氏淋巴瘤特点，淋巴结为原发灶；肿瘤细胞很独特，称为R-S巨细胞；伴有炎C纤维化，后期骨髓也糟糕。

表 10-7　霍奇金淋巴瘤的特点

特点	说明
多数原发于淋巴结	病变常从一个或一组淋巴结开始，逐渐由近及远地向附近淋巴结扩散
肿瘤细胞是一种独特的瘤巨细胞	由Reed-Sternberg首先报道，故称为R-S细胞
伴有各种炎细胞存在和纤维化	其数量和纤维化程度不等
后期可累及骨髓	约占病例的10%

霍奇金淋巴肿瘤细胞

霍氏淋巴瘤细胞，四种类型可见到。

表 10-8　霍奇金淋巴肿瘤细胞形态特点及免疫标记

种类	细胞形态特点	免疫标记
典型的 R-S 细胞	细胞呈圆形，体积大，直径 15～45μm，胞质丰富嗜酸，核呈对称双叶状（双核），较大，核膜厚，每个核内均含有一个大包涵体样嗜酸性核仁	CD15、CD30 阳性，EBV 多数阳性
多核或单核 R-S 细胞	胞核形态与典型 R-S 细胞相似，只是胞核数量可为单个或多个	CD15、CD30 阳性，EBV 多数阳性
爆米花样细胞	细胞较大，核呈折叠状或呈多叶重叠状，核膜薄，染色质空亮，伴有多个嗜酸性较大核仁，胞质嗜碱或嗜双染	CD20、CD79 阳性，50%EMA 为阳性，PAX-5 阳性
陷窝细胞	细胞体积大，单核或分叶核，染色质细腻呈空泡状，可有核仁，胞质丰富淡染，在 HE 下常收缩使胞质变少，细胞周围有组织空隙	CD15、CD30 阳性

霍奇金淋巴瘤的类型

霍奇金氏淋巴瘤，通常分为两类型；结节细胞为主型，爆米花 C 有特征；经典型分四亚型，均含阿尔－也系（R-S）C。

表 10-9　各型霍奇金淋瘤特点

类型	好发年龄	发生率	生存率（%）	结构特点	肿瘤构成细胞	炎细胞	其他
结节性淋巴细胞为主型	35 岁为中位年龄	少见	98	淋巴结结构消失，呈结节状	爆米花样细胞、淋巴细胞、组织细胞，无典型的 R-S 细胞	无浆细胞、嗜酸、嗜碱性和中性粒细胞	单克隆 B 细胞标记，而 CD15、CD30 阴性；部分要转为高度恶性的 B 细胞淋巴瘤

续表

类型	好发年龄	发生率	预后	结构特点	肿瘤构成细胞	炎细胞	其他
经典型							
结节硬化型	青、中年人	常见	预后好	由双折光性胶原束将瘤组织分割呈不规则结节	以陷窝细胞为主，可见少许R-S细胞	各种炎细胞混合存在	常伴有纵隔肿块
混合细胞型	50岁以上男性	最常见（25%）	预后较好	淋巴结结构消失，弥漫病变	R-S细胞常见，除爆米花细胞外其他类型肿瘤细胞均可见	各种炎细胞混合存在，纤维增生不明显	常伴有全身症状
淋巴细胞为主型	43岁	较常见（5%）	生存率为80%	多呈弥漫性，少数呈结节性病变	爆米花样细胞、淋巴细胞、组织细胞，有多少不等的R-S细胞	无浆细胞、嗜酸、嗜碱性和中性粒细胞	
淋巴细胞消减型	老年人	罕见	预后差	纤维组织增生明显或不明显，可形成结节	R-S细胞、单核或多核R-S细胞，异型的R-S细胞	淋巴细胞少，纤维增生明显者细胞成分少	对化疗敏感

📖 **霍奇金淋巴瘤的临床分期**

霍氏非霍淋巴瘤，临床增色可分四期。

表 10-10　霍奇金淋巴瘤的临床分期

分期	肿瘤累及范围
Ⅰ期	病变局限于一组淋巴结（Ⅰ）或一个结外器官或部位（ⅠE）
Ⅱ期	病变局限于膈肌同侧的两组，或两组以上的淋巴结（Ⅱ），或直接蔓延于一个结外器官或部位（ⅡE）
Ⅲ期	病变累及膈肌两侧的淋巴结（Ⅲ），或再累及一个结外器官，或部位（ⅢE）或脾（ⅢS）或两者（ⅢSE）
Ⅳ期	弥漫或播散性累及一个或多个结外器官，如骨髓和胃肠道等

这种分期方法也适用于非霍奇金淋巴瘤。

霍奇金淋巴瘤与非霍奇金淋巴瘤的比较

霍氏非霍淋巴瘤，二者差异分清楚。

表 10-11 霍奇金淋巴瘤与非霍奇金淋巴瘤鉴别要点

鉴别内容	霍奇金淋巴瘤	非霍奇金淋巴瘤
发病率	少，占淋巴瘤 8%～11%	多，占 89%～92%
年龄	青年多见，儿童少见	各年龄组，随年龄增长发病率增加
性别	男多于女	男多于女
首发症状	无痛性颈或锁骨上淋巴结肿大（60%～80%）	无痛性颈或锁骨上淋巴结肿大（22%）
原发病变	多在淋巴结，很少在结外组织	可以在结外淋巴组织
转移	向邻近淋巴结依次转移	跳跃转移，更易向结外浸润
受累淋巴结分布特点	连续式分布	跳跃式分布
肠系膜及咽淋巴环受累	极少见	常见
淋巴结外受累	罕见	常见
与淋巴瘤分期	关系密切	不明显
治疗	I、II 期肿瘤长期放疗有可能消退	一般需进行全身化疗
预后	优于 NHL	不好

三、髓系肿瘤

髓系肿瘤的分类

髓系肿瘤白血病，病理学分六类型。

表 10-12 髓系肿瘤的分类

分类	病理特点
急性髓系白血病及相关的前体细胞瘤	不成熟髓细胞在骨髓内聚集；骨髓造血功能抑制
骨髓增殖性肿瘤	终末未分化的髓细胞数增多，骨髓象极度增生，外周血细胞明显增加
骨髓增生异常综合征（白细胞前期综合征）	外周血一系或多系血细胞减少，骨髓中一系或多系细胞发育异常，无效造血等
骨髓增生异常 / 骨髓增殖性肿瘤	表现为不同程度的有效造血及发育异常

续表

分类	病理特点
伴有嗜酸性粒细胞增多及某些基因异常的髓系和淋巴肿瘤	嗜酸性粒细胞增多，*PDGFRA*、*PDGFEB* 或 *FGRI* 基因异常，使用酪氨酸激酶抑制剂治疗有效
急生未明系列白血病	混合表现型白血病

🖐 与白血病发病有关的因素

具有家族遗传性，电离辐射正相关，化学药物可诱发，某些病毒曾感染。

表 10-13　与白血病发病有关的因素

与白血病发病有关因素	说明
遗传因素	白血病的发生具有家族性倾向
电离辐射	放射线或引起白血病，放射剂量大小与白血病的发生密切相关
病毒	某些病毒（例如 C 型反转录病毒）与白血病的发生有关
化学性素	苯、氯霉素、保泰松及某些化疗药均可诱发白血病

🖐 急性髓细胞白血病的 FAB 分类

急性髓 C 白血病，分为 0 至 7 八型。

表 10-14　急性髓细胞白血病的 FAB 分类

类别	形态学	注释
M0 最少分化型 AML	缺乏髓母细胞的细胞学和细胞化学标记物，但表达髓系抗原	占 AML2%～3%
M1 未分化型 AML	主要为极不成熟的髓母细胞；极少胞质颗粒或 Auer 小体	占 AML20%；10%～15% 病例具有 Ph 染色体，预后差
M2 成熟型 AML	以髓母细胞和早幼粒细胞为主；多数病例有 Auer 小体	占 AML30%；出现 t（8；21）转位提示良好的预后
M3 急性早幼粒细胞白血病	充满粗大颗粒的早幼粒细胞，Auer 小体多见，核呈肾形或双叶	占 AML5%～10%；弥漫分布于血管内；维 A 酸治疗有效
M4 急性粒、单核细胞白血病	具有中幼粒和单核细胞分化；髓细胞同 M2；外周血单核细胞增多	占 AML20%～30%；出现 16 号染色体倒位或 16p 缺失，提示预后良好
M5 急性单核细胞白血病	原单核细胞（过氧化物酶阴性，酯酶阳性）和幼单核细胞为主	上 AML10%，常见于儿童和青年，牙龈浸润常见，和 11 号染色体异常有关

类别	形态学	注释
M6 红白血病	以奇异的多核和巨核原红细胞为主；原粒细胞可见	占 AML5%；高血细胞计数和器官浸润罕见；主要累及老年人
M7 急性巨核细胞白血病	以巨核系母细胞为主；抗血小板抗体反应阳性；骨髓纤维化或骨髓网状蛋白增加	

各型急性白血病的组织学特点

各型急性白血病，组织结构有差异。

表 10-15　各型急性白血病的分型及组织学特点

型别	构成比（%）	形态特点	其他
M0 最少分化型	2～3	瘤细胞无原粒细胞的形态和组织化学特点，但表达粒细胞系统的抗原	
M1 未分化型	20	由大量原始的髓细胞和少数原粒细胞构成	10%～15% 有 Ph 染色体，预后差
M2 分化型	30～40	由原始粒细胞到中幼粒细胞各阶段细胞构成	t（8；21）
M3 急性早幼粒细胞白血病	5～10	由早幼粒细胞构成	t（15；17），维 A 酸治疗有效
M4 急性粒、单核细胞白血病	20～30	由早、中幼粒细胞和幼单核细胞混合构成	Inv16 或 16q 缺失
M5 急性单核细胞白血病	10	由原单核细胞（M5a）或由幼单核细胞（M5b）为主要成分构成	瘤细胞 MPO 阴性，而非特异性酯酶阳性，11q23 异常
M6 急性红白血病	5	由早幼红细胞和巨核、多核原红细胞和原始粒细胞（>30%）混合构成	
M7 急性巨核细胞白血病	1	多形性的原巨核细胞构成，常伴有骨髓纤维化	血小板相关抗原阳性
L1 急性淋巴母细胞白血病（小细胞为主型）	较多	以体积小的淋巴母细胞为主，混有少量体积大的淋巴母细胞	
L2 急性淋巴母细胞白血病（大细胞为主型）	较多	以体积较大的淋巴母细胞为主，混有少量体积小的淋巴母细胞，瘤细胞大小悬殊	多数为非 B、非 T 细胞性，少数为 B 细胞性，极少数为 T 细胞性

续表

型别	构成比（%）	形态特点	其他
L3 急性淋巴母细胞白血病（大细胞均一型）	罕见	由大小一致的较大淋巴母细胞构成	多数为 B 细胞性

各型白血病的临床表现

急性慢性白血病，临床表现有差异。

表 10-16 各型白血病的临床特点及预后

项目	急性髓母细胞白血病（AML）	急性淋巴母细胞白血病（ALL）	慢性粒细胞白血病（CML）	慢性淋巴细胞白血病（CLL）
好发人群	多见于成年人，儿童	多见于儿童和青少年	多见于成人，发病高峰为 30～40 岁	50 岁以上，男女之比为 2：1
发热、乏力、贫血、出血倾向	有	有	不明显，晚期以贫血和巨脾为主	不明显，主要以肝脾淋巴结肿大为主
肝脾淋巴结肿大	有	较明显	极为明显，有巨脾	明显
骨髓象	原始细胞弥漫性肿瘤性增生，幼稚细胞 > 30%	幼稚淋巴母细胞弥漫浸润，骨髓抑制	显示极度增生，以粒细胞数增高为主，但原始细胞较少	小淋巴细胞弥漫浸润，骨髓抑制
末梢血象	$100 \times 10^9/L$，幼稚细胞 > 30%	$(20 \sim 50) \times 10^9/L$，可见数量不等的各型淋巴母细胞	$(100 \sim 800) \times 10^9/L$，幼稚细胞罕见	$(30 \sim 100) \times 10^9/L$，为成熟的小淋巴细胞
预后	较 ALL 差，核型 t（8；21）和 Inv（16）畸变者常规化疗后有 50% 的患者可长期缓解	预后较好，常规化疗后约 90% 患者可完全缓解，2/3 的可治愈	不经治疗中位生存期可达 3 年，但多转为急性白血病，预后很差	不经治疗中位生存期达 6 年，少数转为 ALL 或 DLBL，预后很差
其他	M3 中具有 t（15；17）转位者对维 A 酸治疗有效		Ph 染色体和 t（9；22）	12 号染色体三体，13q 和 11q 缺失，CD5、CD19、CD20（＋）

急性髓性白血病的病变特点

原始粒 C 在骨髓，弥漫增生无肿块；外周血中白细胞，质量数量有变异；
淋巴结内肿瘤 C，浸润实内副皮质。

表 10-17　急性髓性白血病的病变特点

病变特点	说明
原始粒细胞在骨髓内弥漫性增生	它们取代原骨髓组织，在各器官、组织内广泛浸润，一般不形成肿块
外周血中白细胞的质和量发生变化	白细胞总数升高，以原始粒细胞为主
肿瘤细胞主要在淋巴结的副皮质区及窦内浸润	还可以在脾红髓、肝窦内浸润

急性白血病与慢性白血病之比较

急性慢性白血病，既有相似又相异。

表 10-18　急性白血病与慢性白血病之比较

	急性白血病	慢性白血病
不同点		
临床表现	起病急，症状重，预后差，病死率高	起病缓慢，症状轻，病程长，晚期可发生急性变
肝大	轻度到中度增大	轻度到中度增大
脾大	轻度到中度增大	显著增大
淋巴结肿大	轻度到中度增大	显著增大
白细胞增生	主要是原始幼稚细胞超 30%	各阶段成熟细胞增生，原始细胞占 10%～15%
外周血白细胞	总数不定	总数增多
相同点	①异常的白细胞增生取代了正常的骨髓组织，并累及外周血、肝、脾及淋巴结等组织器官 ②都有严重贫血、出血、感染三大综合征	

类白血病反应

类白血病之反应，与白血病不相同；致病因素消除后，血象即可得恢复。

表 10-19　类白血病反应的特点

特点	说明
引起类白血病反应的病因去除后，血象恢复正常	
一般无明显贫血和血小板减少	
粒细胞有严重中毒性改变	如胞质内有中毒性颗粒和空泡等
中性粒细胞的碱性磷酸酶活性和糖原均明显增高	粒细胞白血病时，两者明显降低
类白血病反应不出现 Ph 染色体	慢性粒细胞白血病时可出现特征性的 Ph 染色体

常见髓系肿瘤及类白血病反应病变特点

急慢髓性白血病，类白反应不相同。

表 10-20　常见髓系肿瘤及类白血病反应病变特点

	急性髓性白血病（AML）	慢性髓性白血病（CML）	类白血病反应
发病高峰	15 ~ 39 岁	30 ~ 40 岁	不定
发病机制	获得性遗传学改变：突变癌基因阻止了造血细胞的成熟	遗传学异常：t（9；22）可检测出 BCR - ABL 融合基因及 Ph	严重感染、恶性肿瘤大量出血等刺激造血组织
病理改变	① 骨髓及外周血内大量原始造血细胞（原粒）② 浸润淋巴结副皮质区及窦内、脾红髓及肝窦内③ 侵及髓外形成粒细胞肉瘤（绿色瘤）④ MPO 免疫组化染色阳性	① 骨髓有核细胞增生：分叶核和杆状粒，外周血以中、晚幼粒细胞为主② 脾明显肿大③ 肝和淋巴结肿大	① 周围血中白细胞数量的明显增多，并见幼稚细胞② 粒细胞胞质内有中毒性颗粒和空泡③ 碱性磷酸酶活性及糖原增高
临床表现	贫血、出血倾向、骨痛，轻度淋巴结和肝脾大，器官功能衰竭，继发感染	轻 - 中度贫血，体重下降晚期出现淋巴母细胞危象	发热等，或败血症
治疗与预后	60% 患者化疗后完全缓解，干细胞及骨髓移植后效果好	用 BCR-ABL 激酶阻断剂治疗，90% 患者血象可完全恢复骨髓移植效果好	原因去除后，血象恢复正常

四、组织细胞与树突状细胞肿瘤

朗格汉斯组织细胞增生症的类型

朗格汉斯增生症，临床可分三类型。

表 10-21　Langerhans 细胞组织细胞增生症的类型

	Letterer-Siwe 病	骨的嗜酸性肉芽肿	Hand-Schuller-chrisitian
发生特点	多系统、多病灶	单系统、单病灶	单系统、多病灶
病变部位	多处皮肤损害、骨及其他部位	骨髓腔（局灶性）	多处骨受累（多灶性）
发病年龄	2 岁以下儿童	青少年及成人男性	3～5 岁儿童或青年人
形态学及临床特点	① 广泛浸润骨髓 ② 大量增生的组织细胞 贫血、血小板减少 ③ 反复感染 （急性弥漫性）	① 膨胀性、侵蚀性骨病变 ② 增生的组织细胞 ③ 大量嗜酸性粒细胞浸润 （良性）	① 多发性溶骨性病变 ② 可侵及周围软组织 ③ 颅骨病变、尿崩症和眼球突出联合出现 （慢性进行性）
预后	起病急、进展快、病死率高，但对化疗较敏感	惰性，可自愈	部分可自愈，对化疗反应较好

第十一章 免疫性疾病

一、自身免疫病

📖 自身抗原引起自身免疫病的比喻

少小离家老大回，孩儿相见疑是贼。新装旧束视为谁，貌似小偷被穷追。
精神失常亲不认，举家上下伤累累。

📖 自身免疫病的原因及发病机制

丧失免疫耐受性，遗传因素易感性；感染某些微生物，易发自身免疫病。

表 11-1 自身免疫病的原因及发生机理

产生原因	作用环节	发生机理
免疫耐受的丧失		
分子修饰	自身抗原发生结构和构形改变	T_H 细胞的免疫耐受消失将已发生改变的自身抗原作为外来抗原引起免疫应答
交叉免疫反应	外来抗原与自身组织存在着相同的抗原决定簇，即共同抗原	机体对外来抗原进行特异性免疫反应的同时，也对共同抗原产生免疫应答
隐蔽抗原的暴露	外伤或感染等原因导致结构屏障的破坏	隐蔽抗原的释放，诱发针对自身组织的特异性免疫应答
免疫调节紊乱	T_S 功能低下或 T_H 功能亢进	免疫反应亢进
遗传性易感性	HLA 基因变异	可能影响自身抗原向 T 细胞的呈递过程，导致免疫耐受的消失或缺陷
微生物因素	细菌、病毒和支原体等通过上述环节导致自身免疫病的发生	

📖 自身免疫病的特点

自身免疫有损伤，自身抗体可检查，慢性迁延反复发，反应越强预后差。
使用免疫抑制剂，缓解病情效果佳。

表 11-2　自身免疫病的基本特点

	说明
病因	原发病因多不明确
病程	病程呈反复发作或慢性迁延过程。因自身抗原来自于自身组织细胞，可在体内不断释放，刺激免疫系统产生反应，故病情反复迁延，不易愈合
损伤部位	特定组织器官出现病理性损伤和功能障碍，与自身抗体或致敏 T 淋巴细胞作用的抗原所在部位密切相关
实验室检查	血液中可检出高滴度的自身抗体和（或）能与自身组织成分起反应的致敏淋巴细胞
治疗	根据病情使用免疫抑制剂治疗常能使病情缓解。

自身免疫病的类型

自身免疫病，临床分两型。

表 11-3　自身免疫病的类型

	器官或细胞特异性自身免疫病	系统性自身免疫病
损伤部位	某一器官或某一类细胞	多器官组织，常发生在结缔组织和血管内，又称为胶原病或结缔组织病
抗原	仅限于某局部组织，如甲状腺球蛋白等	为多器官，组织的共有成分，如细胞核，线粒体等
举例	慢性淋巴细胞性甲状腺、1 型糖尿病、溃疡性结肠炎、重症肌无力等	系统性红斑狼疮、类风湿关节炎、结节性多动脉炎、硬皮病、皮肌炎等

系统性红斑狼疮（SLE）的病理改变

急性坏死动脉炎，细小动脉易受累，活动期间有病变，纤维素样坏死见，血管慢性纤维化，管腔狭窄淋 C 浸。

表 11-4　系统性红斑狼疮的病理改变

病变部位	病理改变
皮肤	面部蝶形红斑，亦可累及躯干和四肢；免疫荧光显示真皮与表皮交界处有 IgG、IgM 和 C3 沉积，行成颗粒或团块状"狼疮带"
肾	各种类型原发性肾小球肾炎，以系膜增生型、局灶型、膜型和弥漫增生型常见；晚期可转为硬化性肾小球肾炎；弥漫增生型狼疮肾炎患者的内皮下出现大量免疫复合物沉积，出现狼疮小体有明确诊断意义

续表

病变部位	病理改变
心	二尖瓣、三尖瓣非细菌性疣赘性心内膜炎
关节	滑膜充血水肿，单核细胞、淋巴细胞浸润，上皮浅表部位结缔组织灶性纤维素样坏死
脾	滤泡增生，小动脉周围纤维化，形成洋葱皮样结构
其他	肺纤维化和肝汇管区非特异性炎症

类风湿关节炎（RA）

关节对称多发性，滑膜增生性炎症，皮下可生小结节，关节强直易畸形。

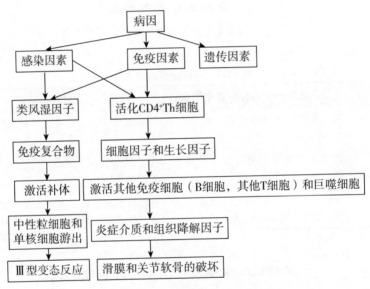

图 11-1　类风湿关节炎的发病机制

表 11-5　类风湿关节炎的病理变化

部位	病理变化
关节病变	好发部位包括手足小关节，肘、腕、膝、踝、髋关节等，常呈多发性，对称性；受累关节表现为慢性滑膜炎，滑膜细胞增生肥大，多层，表面呈绒毛状；滑膜下结缔组织有多量淋巴细胞、巨噬细胞和浆细胞浸润，形成淋巴滤泡；大量新生血管，关节软骨表面形成血管翳，后期出现纤维化和钙化，可发展为永久性关节强直
关节以外的病变	① 类风湿小结：主要发生于皮肤，其次肺、脾、心包、大动脉和心瓣膜，具有一定特征性 ② 类风湿皮下结节，急性坏死性动脉炎，累及浆膜可导致胸膜炎或心包炎

系统性硬化（SD）

系统性的硬化症，变态反应第Ⅳ型，间质尖性纤维化，
损伤皮肤关节骨，手如鸡爪面具脸，病理改变显特征。

表 11-6 几种常见自身免疫性疾病的临床及病理特点

	SLE	RA	SD
好发年龄	年轻女性，男女患者之比约为 1：10	25～50 岁，男女患者之比为 1：3～5	30～50 岁，男女患者之比为 1：3
临床表现	面部蝶形红斑，伴全身多脏器损伤	手、足小关节多发性、变形性关节炎、伴多脏器损伤	皮肤萎缩硬化，伴多脏器纤维化表现
主要自身抗体	抗核抗体（ANA）	抗 IgG 的 Fc 段抗体（类风湿因子，RF）	抗 DNA 异构酶Ⅰ抗体（ScI-70）、抗着丝点抗体不明，可能与Ⅳ型有关
变态反应类型	Ⅲ和Ⅱ型	Ⅲ型	不明，可能与Ⅳ型有关
特征性病理改变	皮肤狼疮带、狼疮细胞	类风湿小结、关节液内 RF	鸡爪手、面具脸
皮肤	表皮萎缩、角化过度、基底层液化、纤维素样坏死性小血管炎和血管周围炎	类风湿小结	表皮及皮肤附属器官萎缩、真皮纤维组织增生、可伴钙化、小血管纤维性增厚
肾	病变累及肾小球，可出现各型肾小球肾炎	不累及或不显著	叶间小动脉纤维性增厚，可伴有黏液变性或纤维素样坏死
关节	滑膜充血水肿，单核、淋巴细胞浸润	伴滑膜细胞明显增生的慢性增生性炎，常伴有关节软骨的破坏	不明显，可有血管周围炎和纤维组织增生
其他	非感染性心内膜炎，脾小动脉洋葱皮样改变，肺纤维化，肝汇管区非特异性炎	浆液纤维素性胸膜炎，全身广泛的坏死性小动脉炎	肺间质纤维化，形成蜂窝肺，消化道管壁纤维化

口眼干燥综合征

口眼干燥综合征，属于自身免疫病，累及泪腺唾液腺，分泌减少发炎症。

表 11-7　口眼干燥综合征

口眼干燥综合征	说明
发病机制	是以腺管上皮为靶器官的自身免疫病，本病发病机制不明
病理变化	主要累及唾液腺和泪腺；受累腺体出现：大量淋巴细胞和浆细胞浸润，干燥性角膜结膜炎，唾液腺破坏，口腔黏膜干裂及溃疡，呼吸道受累、鼻炎、喉炎、支气管炎、肺炎；25% 的患者可累及中枢神经系统、皮肤、肾和肌肉

炎性肌病

炎性肌病分三类，多发肌炎皮肌炎，还有包涵体肌炎，肌肉损伤可发炎。

表 11-8　炎性肌病类型及病变特点

	皮肌炎	多发性肌炎	包涵体肌炎
发生部位	皮肤及肌肉	肌肉	肌肉
特点	皮肤出现典型红疹及对称性缓慢进行性肌无力	以肌肉损伤和炎症反应为特征	近年发现的一种炎性肌病
临床表现	吞咽困难，间质性肺病，血管炎和心肌炎	肌无力，常为双侧对称	肌肉无力，是不对称的
病理变化	小血管周围及周围结缔组织有炎症细胞浸润，典型病变在肌束周边有少量萎缩的肌纤维，肌纤维坏死及再生	淋巴细胞浸润及肌纤维的变性和再生	血管周围炎细胞浸润，肌细胞内有空泡，周围有嗜碱性颗粒，电镜下胞质及核内有包涵体

二、免疫缺陷病

免疫缺陷病的特点

患上免疫缺陷病，多种感染易上身；免疫监视能力差，恶性肿瘤易发生；自身免疫性疾病，发生概率高常人。

表 11-9　免疫缺陷病的特点

特点	说明
对感染的易感性明显增加	常表现为反复严重感染，难以控制
T 细胞免疫缺陷者易发生病菌、真菌及细胞内寄生菌感染	患者的细胞免疫功能降低

特点	说明
体液免疫缺陷，吞噬细胞和补体缺陷者易发生细菌感染	常为多重性机会感染
易发生肿瘤	免疫监视能力降低
易发生自身免疫病	其发生率高于正常人群

原发性免疫缺陷病

原发免疫缺陷病，大体分为四类型；体液细胞联合性，四为缺陷非特异。

表 11-10 原发性免疫缺陷病的常见类型

分类（按发病机制）	原发性免疫缺陷
体液免疫缺陷为主	① 原发性丙种球蛋白缺乏症 ② 孤立性 IgA 缺乏症 ③ 普通易变免疫缺陷病
细胞免疫缺陷为主	① DiGeorge 综合征 ② Nezelof 综合征 ③ 黏膜皮肤白假丝酵母（念珠）菌病
联合性免疫缺陷病	① 重症联合性免疫缺陷病 ② Wiscott-Aldrich 综合征 ③ 毛细血管扩张性共济失调症 ④ 腺苷酸脱氢酶缺乏症
非特异免疫功能缺陷	① 吞噬细胞功能障碍症 ② 补体缺陷

原发性免疫缺陷病与继发性免疫缺陷病之比较

原发免疫缺陷病，又名先天免缺病，发病见于婴幼儿，遗传缺陷是病因。
继发免疫缺陷病，又名获得免缺病，免疫系统受损伤，任何年龄可发病。

表 11-11 原发性免疫缺陷病与继发性免疫缺陷病之比较

	原发性免疫缺陷病	继发性免疫缺陷病
别名	先天性免疫缺陷病	获得性免疫缺陷病
发病年龄	婴幼儿	任何年龄
病因	与遗传有关	直接侵犯免疫系统的感染、恶性肿瘤、免疫抑制剂、放疗、化疗
举例	原发性丙种球蛋白缺乏症	AIDS

艾滋病的传播途径

输血注射性接触，垂直传播也可有。

表 11-12 艾滋病的传播途径

传播途径	说明
性接触传播	是本病的主要传播途径
注射传播	应用污染的针头作静脉注射
输血传播	输注污染的血液和血制品
垂直传播	母体病毒经胎盘感染胎儿，或通过哺乳、黏膜接触等方式感染婴儿
医务人员职业性传播	少见

艾滋病属于继发性免疫缺陷病。

艾滋病的发病机制

病毒损伤 CD4$^+$，直接杀伤作用强，间接杀伤靶细胞，诱导细胞早凋亡。

病毒随血到组织，感染单核巨细胞，保内复制和储存，可由巨噬 C 扩散。

表 11-13 艾滋病的发病机制

发病机制	说明
HIV 感染 CD4$^+$T 细胞	HIV 包膜上的 gp120 与 CD4$^+$ 细胞膜上 CD4 受体结合，在 HIV 的直接和间接作用下，细胞功能受损和大量细胞破坏，其他免疫细胞也受损，导致细胞免疫缺陷，因而引起各种严重的机会性感染和肿瘤的发生
HIV 感染组织中的单核巨噬细胞	① HIV 可通过 gp120 与巨噬细胞膜上的受体细胞，也可通过细胞吞噬作用进入细胞，还可经 Fc 受体介导的胞饮作用使抗体包被的 HIV 进入细胞 ② 病毒可在巨噬细胞内大量复制，成为 HIV 的储存场所，并在病毒扩散中起重要作用

艾滋病的基本病理变化

淋巴细胞数量少，仅有巨噬浆细胞；机会感染易继发，易患肿瘤更糟糕。

表 11-14 艾滋病的病理变化

病理变化	说明
淋巴组织的变化	① 大体观：早期淋巴结肿大 ② 镜下：最初淋巴小结明显增生，髓质内出现较多的浆细胞；电镜发现 HIV 分子位于生发中心的滤泡状树突细胞、巨噬细胞及 CD4$^+$ 细胞；随后滤泡外层淋巴细胞减少或消失，小血管增生；副皮质区 CD4$^+$ 细胞减少，代之以浆细胞浸润；晚期淋巴结内细胞几乎消失；可有真菌或结核等机会性感染
继发性感染	以中枢神经系统、肺、消化道的疾病最为常见
恶性肿瘤	约 1/3 患者可发生卡波西（Kaposi）肉瘤，有的伴发淋巴瘤

艾滋病主要免疫功能异常

淋巴细胞数减少，CD4$^+$T 最明显；TB 细胞功能差，单核巨噬也受累。

表 11-15 AIDS 主要免疫功能异常

机制	主要表现
淋巴细胞减少	主要由于 CD4$^+$T 细胞亚群选择性消失，CD4/CD8 比例倒置
体内 T 细胞功能低下	① 易患各种机会感染 ② 易发生恶性肿瘤 ③ 迟发型超敏反应减弱
体外 T 细胞功能改变	① 对有丝分裂原、同种异体抗原及可溶性抗原的增生反应低下 ② 特异性细胞毒性反应降低 ③ 对美洲商陆有丝分裂原诱导产生 B 细胞免疫球蛋白的辅助功能低下 ④ IL-2 和 IFN-γ 水平下降
B 细胞多克隆活化	① 高丙种球蛋白血症和循环免疫复合物 ② 不能对新抗原引起抗体应答反应 ③ 体外正常信号难以活化 B 细胞
单核 / 巨噬细胞功能改变	① 趋化作用下降 ② HLA-Ⅱ 表达水平降低

三、器官和骨髓移植

移植排斥反应机制

移植排斥起反应，理论机制有两种。

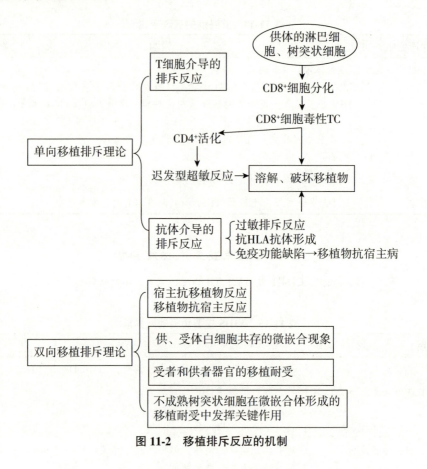

图 11-2　移植排斥反应的机制

器官移植排斥反应的类型

排斥反应三类型：超急急性和慢性。超急排斥发生快，引起血管内血凝；
急性术后数天发，组织间质有炎症；慢性数月数年后，血管硬化纤维增。

表 11-16　器官移植排斥反应的发病机制、临床特点及病理变化（以肾移植为例）

鉴别项目	超急性排斥反应	急性排斥反应	慢性排斥反应
临床表现	移植后数分钟或数小时内出现血尿、无尿和急性肾衰竭	移植后数天或数月后，或经过免疫抑制剂治疗数月或数年后，患者突然出现发热、尿量减少、血压升高、肾区疼痛和急性肾功能减退	多发生于移植数月、数年的病例，发病隐匿，常表现为高血压、蛋白尿和进行性肾功能减退，与肾炎表现相似，多为急性排斥反应反复发作的结果
发病机制	Ⅲ型或Ⅱ型变态反应	Ⅲ型或Ⅳ型变态反应	Ⅲ型或Ⅳ型变态反应

鉴别项目	超急性排斥反应	急性排斥反应	慢性排斥反应
肉眼改变	体积增大，质软，暗红色或红白相间的花斑状	早期体积增大水肿状，色苍白，继而皮质区出现点状出血，严重者广泛出血	体积缩小，质地变硬，皮质变薄，皮髓质境界不清，可见大小不一的瘢痕
镜下改变	小血管出现广泛的急性纤维素性坏死性血管炎伴血栓形成，以及出血、梗死	间质水肿，淋巴细胞浸润，广泛的点状及局灶组织坏死，肾小动脉阶段性纤维样坏死，以及中、小动脉亚急性动脉内膜炎	明显的间质纤维增生、淋巴细胞浸润、动脉内膜纤维性增厚和肾小管萎缩、肾小球硬化、玻璃样变

移植物抗宿主病

移植物抗宿主病，分为急慢两类型。

表 11-17　急、慢性移植物抗宿主病的区别

	急性 GVHD	慢性 GVHD
发生时间	移植后三个月内	急性 GVHD 的延续或移植后 3 个月自然发生
病理改变	①肝、皮肤、肠道上皮细胞坏死②肝小胆管破坏、黄疸③肠道黏膜溃疡、血性腹泻④皮肤局部或全身性斑丘疹	皮肤病变类似于系统性硬化

GVHD 移植物抗宿主病。

免疫抑制剂作用下的移植耐受机制

使用免疫抑制剂，移植耐受有机制。

表 11-18　免疫抑制剂作用下的移植耐受机制

移植耐受机制	说明
免疫抑制剂使 HVGR 和 GVHR 形成共存状态	在对 HLA 严格配型的情况下使用免疫抑制剂，使 HVGR 和 GVHR 均存在，具有双向移植排斥作用
微嵌合现象的形成	在持续的免疫抑制剂作用下，HVGR 和 GVHR 相互间的微弱免疫应答逐渐减弱，最终达到一种无反应状态，从而形成受体和供者白细胞共存的微嵌合现象
微嵌合状态长期存在	可导致受者对供者的移植物产生移植耐受
不成熟树突状细胞作用	不成熟树突细胞不表达 B7 分子，不活化 T 细胞，反而引起 T 细胞凋亡，导致移植耐受

HVGR，宿主抗移植物反应；GVHR，移植物抗宿主反应。

第十二章　泌尿系统疾病

一、肾小球疾病

引起肾小球损伤的炎症介质

炎症介质有很多，可能损伤肾小球。

表 12-1　引起肾小球损伤的炎症介质及其来源

产生介质的细胞	产生的介质
中性粒细胞	蛋白酶、氧自由基、花生四烯酸代谢产物
单核细胞和巨噬细胞	IL-1、氧自由基、蛋白酶等
血小板	花生四烯酸衍生物、细胞因子、蛋白酶
系膜细胞	氧自由基、细胞因子、趋化因子、花生四烯酸衍生物、氧化亚氮、内皮素
凝血系统	纤维蛋白

表 12-2　引起肾小球损伤的炎症介质及其作用

引起肾小球损伤的炎症介质	作用
C5a	趋化中性粒细胞和单核细胞
C5 ～ C9	构成膜攻击复合物，引起上皮细胞剥脱、肾小球基膜增厚等
蛋白酶	降解肾小球基膜
氧自由基	引起细胞损伤
花生四烯酸衍生物	使肾小球滤过率降低
IL-1	趋化中性粒细胞，刺激系膜细胞增生等
趋化因子	趋化单核细胞和淋巴细胞
纤维蛋白	趋化白细胞、肾小球细胞增生

肾小球疾病分类

肾病分类共有三，原发继发与遗传。

表 12-3　肾小球疾病分类

原发性肾小球肾炎	继发性肾小球肾炎	遗传性疾病
急性弥漫性增生性肾小球肾炎	狼疮性肾炎	家族性出血性肾炎（Alport 综合征）
急进（新月体）性肾小球肾炎	糖尿病性肾病	法布里病
膜性肾小球病	淀粉样物沉积症	足细胞 / 滤过膜蛋白突变
微小病变性肾小球病	肺出血 - 肾炎（Goodpasture）综合征	
局灶性节段性肾小球硬化	显微镜下型多动脉炎	
膜增生性肾小球肾炎	韦格纳肉芽肿病	
系膜增生性肾小球肾炎	过敏性紫癜	
IgA 肾病	细菌性心内膜炎相关性肾炎	
慢性肾小球肾炎		

肾小球损伤的免疫机制

免疫损伤机制多，均能破坏基底膜。

抗肾小球基膜抗体+肾小球基膜
抗植入物抗体+植入肾小球内的抗原 ⟩ ⟶ 激活补体 ⟶ 肾小球损伤
循环免疫复合物沉积于肾小球

图 12-1　原位免疫复合物和循环免疫复合物引起肾炎的发病机制

多数肾炎是由免疫反应（主要是原位免疫复合物形成和循环免疫复合物沉积）引起的

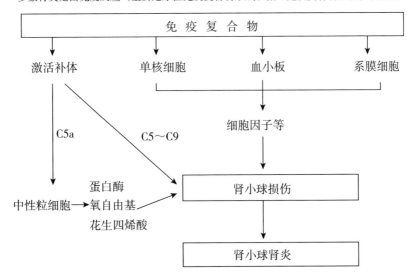

图 12-2　肾小球肾炎的发病机制示意图

原位免疫复合物沉积 { 内源性组织抗原
Ⅳ型胶原 NC1 结构域抗原（抗肾小球基膜肾炎）
Heymann 抗原（膜性肾小球病）
系膜抗原
其他抗原

植入性抗原 { 外源性（感染因子、药物）
内源性（DNA、核蛋白、免疫复合物、免疫球蛋白、IgA）

抗体介导的损伤 {

循环免疫复合物沉积 { 内源性抗原（DNA、肿瘤抗原等）
外源性抗原（感染产物等）

细胞毒性抗体

细胞介导的免疫损伤

补体替代途径的激活

图 12-3　肾小球损伤的免疫机制

🖋 肾小球肾炎的基本病理变化

肾小球 C 数增多，上皮增生伴浸润；基膜本身可增厚，免疫复合物沉积；
玻璃样变及硬化，炎性渗出和坏死；肾小管和肾间质，常常也会受累及。

表 12-4　肾小球肾炎的基本病理变化

基本病理变化	说明
细胞增多	肾小球细胞数增多，系膜细胞和内皮细胞增生，并可有中性粒细胞、单核细胞、淋巴细胞浸润，肾小球囊内可有新月体形成（壁层上皮细胞增生）
基膜增厚	可能是基膜本身增厚，也可能为内皮下、上皮下或基膜内免疫复合物沉积
炎性渗出和坏死	急性肾炎时，肾小球内可有炎细胞和纤维素渗出，毛细血管壁可发生纤维素样坏死或血栓形成
玻璃样变和硬化	为均质的嗜酸性物质沉积，为血浆蛋白质、增厚的基膜及增多的系膜基质；毛细血管管腔狭窄、闭塞，甚至节段性或整个肾小球硬化
肾小球和间质的变化	管腔内可出现管型，肾间质充血、水肿、炎细胞浸润；肾小球玻璃样变和硬化时，肾小球萎缩或消失，间质纤维化

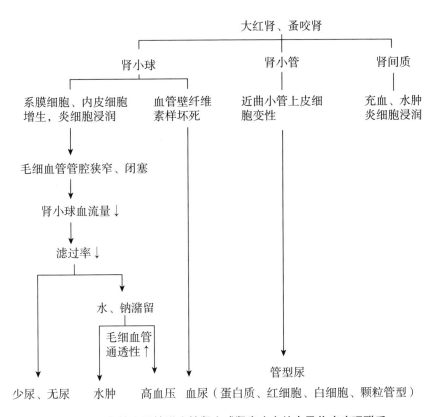

图 12-4 急性弥漫性增生性肾小球肾炎病变特点及临床病理联系

肾小球肾炎的临床表现分型

各种肾小球肾炎,临床表现分五类。

表 12-5 肾小球肾炎的临床表现和病理类型

临床表现类型	临床表现	常见病理类型
急性肾炎综合征	起病急,明显的血尿、蛋白尿、水肿、高血压	急性弥漫性增生性肾小球肾炎
肾病综合征	大量蛋白尿、明显水肿、高脂血症和脂肪尿、低清蛋白血症	膜性肾小球病、微小病变性肾小球病、局灶性阶段性肾小球硬化、膜增生性肾小球肾炎和系膜增生性肾小球肾炎
无症状性血尿或蛋白尿	持续或复发性肉眼或镜下血尿,或轻度蛋白尿	IgA 肾病
急进性肾炎综合征	起病急,进展快;出现水肿,血尿、蛋白尿等改变后,迅速发展为少尿或无尿,伴氮质血症和肾衰竭	急进性肾小球肾炎

临床表现类型	临床表现	常见病理类型
慢性肾炎综合征	多尿、夜尿、低比重尿、高血压、贫血、氮质血症和尿毒症	慢性肾小球肾炎

🌱 急性肾小球肾炎

血管内皮肿增生，腔小隙大流量少；钠潴水肿高血压，透出蛋白和细胞。

🌱 慢性肾小球肾炎

基膜变性通透高，多滤蛋白重收少；低蛋白症脂游高，水肿高脂蛋白尿。

🌱 慢性肾小球肾炎后期

不断破坏肾单位，产生肾素血压高；促红素少见贫血，滤快收少致多尿。

🌱 慢性肾小球肾炎晚期

病灶扩大难滤出，肾衰心衰即来到。

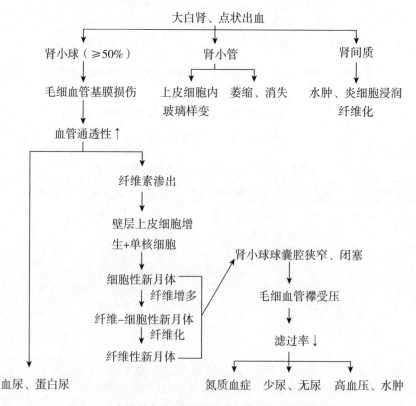

图 12-5　急进性肾小球肾炎的病变特点及临床病理联系

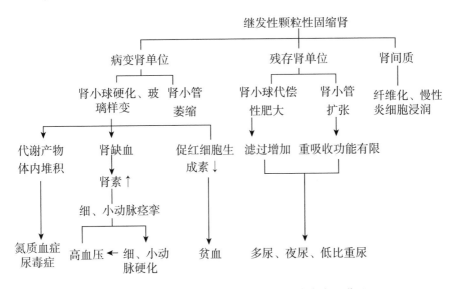

图 12-6　慢性肾小球肾炎的病变特点和临床病理联系

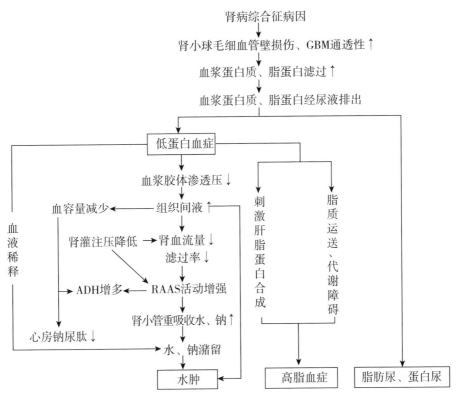

图 12-7　肾病综合征的主要表现及其发病机制

GMB，肾小球基膜；ADH，抗利尿激素；RAAS，肾素 - 血管紧张素 - 醛固酮系统

表 12-6 常见肾小球肾炎的临床病理特点

类型	主要临床表现	发病机制	病理特点		
			光镜	免疫荧光	电镜
急性弥漫性增生性肾小球肾炎	急性肾炎综合征	免疫复合物，循环或植入的抗原	弥漫性系膜细胞和内皮细胞增生	颗粒性 IgG、IgM 和 C3 沉积	上皮下驼峰状沉积物
急进性肾小球肾炎	急进性肾炎综合征	抗 GBM 抗体型免疫复合物型免疫反应缺乏型	新月体形成	线性 IgG 和 C3 颗粒状沉积 阴性或极弱	无沉积物 沉积物 无沉积物
膜性肾小球病	肾病综合征	原位或循环免疫复合物沉积	GBM 弥漫性增厚，钉突形成	GBM 颗粒状 IgG 和 C3	上皮下沉积物，GBM 增厚
微小病变性肾小球病	肾病综合征	不明，可能与 T 淋巴细胞的功能异常有关	肾小球正常，肾小管上皮细胞内脂质沉积	阴性	脏层上皮细胞足突消失、上皮细胞剥脱
局灶性节段性肾小球硬化	肾病综合征、蛋白尿	不明，可能与导致通透性增高的循环因子等因素有关	肾小球局灶性、节段性玻璃样变和硬化	局灶性，IgM 和 C3	脏层上皮细胞足突消失，上皮细胞剥脱
膜增生性肾小球肾炎	肾病综合征、血尿、蛋白尿、慢性肾衰竭	①Ⅰ型：循环免疫复合物 ②Ⅱ型：自身抗体，补体替代途径激活	系膜组织增生、插入，GBM 增厚，双轨征	①Ⅰ型：IgG 和 C3、C1q+C4 ②Ⅱ型：C3，无 IgG、C1q 或 C4	①Ⅰ型：内皮下沉积物 ②Ⅱ型：GBM 致密层沉积物
系膜增生性肾小球肾炎	蛋白尿、血尿、肾病综合征	不明	系膜细胞增生，系膜基质增多	系膜区 IgG、IgM 和 C3 沉积	系膜区沉积物
IgA 肾病	反复发作的血尿和蛋白尿	不明，IgA 分泌与清除异常、循环免疫复合物沉积等	局灶性节段性增生或弥漫性系膜增宽	系膜区 IgA 和 C3 沉积	系膜区沉积物
慢性肾小球肾炎	慢性肾炎综合征、慢性肾衰竭	由各型肾小球肾炎、肾病进展所致	肾小球玻璃样变，硬化，所属肾小管萎缩	因肾炎起始类型而异	因肾炎起始类型而异

急进性肾小球肾炎分类及特点

急进肾炎分三型，抗 GBM 为一型；免疫复合物Ⅱ型，Ⅲ型免疫缺乏型；
急性增生性肾炎，应与此型辨分明。

表 12-7　急进性肾小球肾炎分类及特点

项目	I 型	II 型	III 型
别名	抗 GBM 型	免疫复合物型	免疫反应缺乏型
发病机制	抗 GBM 补体与抗原结合，激活补体致病	循环免疫复合物致病	多数由局限于肾小球的血管炎引起，ABCA（+）
免疫荧光	线性荧光，沉积于 GBM	颗粒状荧光，沉积于系膜区 / 毛细血管壁	阴性或极弱
电镜	无电子致密物沉积	有电子致密物沉积	无电子致密物沉积
年龄	青壮年、儿童多见	青壮年、儿童多见	中老年男性多见
免疫学	抗 GBM 抗体（+）	血液循环免疫复合物（+）	血 ABCA（+）
血浆置换治疗	有效	通常无效	通常无效
特点	起病多急骤	起病多急骤，肾病综合征表现	起病隐匿，可以尿毒症为首发症状

ABCA：三磷酸腺苷结合盒转动体 A。

表 12-8　急性弥漫性增生性肾小球肾炎与急进性肾小球肾炎的区别

鉴别内容	急性弥漫性增生性肾小球肾炎	急进性肾小球肾炎
起病	急	急、进展快
蛋白尿	有	有
血尿	有	有
水肿	有	有
高血压	有	有
肾功能损害	一过性肾功能降低	短期内急性肾衰竭
发病机制	免疫复合物，循环或植入的抗原（？）	I 型：抗 GBM 型，II 型：免疫复合物型，III 型：免疫反应缺乏型
光镜	弥漫性系膜细胞和内皮细胞增生	肾小球广泛新月体形成
电镜	肾小球上皮下驼峰状电子致密物沉积	I 型、III 型：无沉积物，II 型：沉积物
免疫荧光	颗粒性 IgG、IgM 和 C3 沉积	I 型：线性 IgG 和 C3，II 型：颗粒状沉积，III 型：阴性或极弱
前驱症状	1～4 周前溶血性链球菌感染	可有前驱感染史
发病年龄	多见于儿童	I 型、II 型好发于青壮年和儿童，III 型多见于 45 岁以上老年人
病史	1～4 周前有溶血性链球菌感染	可有前驱感染史
病因	免疫介导损伤，炎症介导过程	原发性（免疫损伤），继发于 SLE 等，原发肾小球病转化

续表

鉴别内容	急性弥漫性增生性肾小球肾炎	急进性肾小球肾炎
临床表现	肾炎综合征	肾炎综合征
特点	大红肾、蚤咬肾，主要累及肾小球，弥漫性肾小球病变	肾小球增大，肾小球广泛新月体

几种肾小球疾病的鉴别

几种肾小球疾病，病变类似需分清。

表 12-9 肾小球疾病的鉴别

鉴别内容	微小病变性肾小球病	膜增生性肾小球肾炎	膜性肾小球病
别名	微小病变性肾小球病肾炎、脂性肾病	系膜毛细血管区性肾小球肾炎	膜性肾病
发病年龄	多见于儿童	多见于儿童和青年	多见于成人
临床特点	儿童最常见肾病综合征的病因，选择性蛋白尿	多数为肾病综合征、血尿、蛋白尿、Ⅱ型常出现低补体血症	成人最常见肾病综合征的病因，非选择性蛋白尿
光镜	肾小球正常	系膜组织增生、插入，GBM 不规则增厚，双轨征	GBM 弥漫性增厚，钉突形成
电镜	无免疫复合物沉积，GBM 正常，脏层上皮细胞弥漫性足突消失	Ⅰ型：内皮下、系膜区沉积物；Ⅱ型：GBM 致密层沉积物	上皮下沉积物，脏层上皮细胞足突消失，GBM 增厚，可见钉突或虫蚀样改变
免疫荧光	阴性	Ⅰ型：毛细血管壁、系膜区 C3 颗粒性沉积	上皮下 IgG 和 C3 颗粒性沉积
治疗	糖皮质激素对 90% 以上的儿童患者有效	激素和免疫抑制剂治疗效果常不明显	激素疗效不明显
预后	肾衰竭发生率为 5%	肾衰竭发生率为 50%	肾衰竭发生率为 40%

固缩肾类型及鉴别

四种常见固缩肾，病变类似需分清。

表 12-10　固缩肾类型及鉴别

项目	原发性高血压性固缩肾	动脉粥样硬化性固缩肾	慢性肾小球肾炎性固缩肾	慢性肾盂肾炎性固缩肾
病因	高血压，又称原发性颗粒性固缩肾	肾动脉粥样硬化	不同类型肾小球肾炎发展的终末期，又称继发性颗粒性固缩肾	细胞感染，膀胱输尿管反流、肾内反流，尿路阻塞
发生	肾细动脉、小叶间弓行动脉、入球动脉玻璃样变，使双肾病变区肾小球纤维化、玻璃样变，肾小管萎缩、消失，残存肾小球代偿肥大，导致固缩肾，表面呈细颗粒状	肾大动脉和中动脉粥样硬化，多为偏心性的纤维斑块，使肾组织缺血，严重者甚至合并血栓导致肾组织梗死，梗死灶机化后形成较大的凹陷性瘢痕，多个瘢痕引起肾固缩	肾小球肾炎导致肾小球纤维化、玻璃样变，肾小管萎缩、消失，纤维组织增生使肾体积缩小，残留肾小球代偿性肥大、肾小管扩张，使固缩肾表面呈细颗粒状	肾小管和间质慢性非特异性炎，局灶性纤维组织增生、慢性炎细胞浸润，病变后期肾小球纤维化、玻璃样变，肾小管萎缩，致使肾固缩，由于瘢痕收缩，使肾表面形成不规则的凹陷
大体	双肾对称性缩小、质硬，表面呈弥漫性细颗粒状，切面皮质变薄，皮髓质界限不清，肾盂和肾周脂肪组织增多	双肾缩小、质硬，表面形成多个凹陷性瘢痕	双肾体积缩小、质硬，表面呈弥漫性细颗粒状，切面皮质变薄，皮髓质界限不清，肾盂周围脂肪组织增多	双肾改变不对称，表面有不规则凹陷性瘢痕，切面皮髓质界限不清，肾乳头萎缩，肾盂、肾盏变形，肾盂黏膜粗糙
镜下	肾小球入球小动脉和肌型小动脉玻璃样变，肾小球纤维化、玻璃样变，所属肾小管萎缩，间质纤维组织增生，淋巴细胞浸润，残存肾小球代偿性肥大，肾小管扩张	肾大动脉和中动脉内膜增厚、斑块形成，肾实质缺血性萎缩，肾间质纤维化	肾小球纤维化、玻璃样变，所属肾小管萎缩、消失，肾小管扩张，间质纤维组织增生，淋巴细胞浸润	病变呈局灶性分布，局部肾小管萎缩或扩张，可见形似甲状腺滤泡结构的胶样管型；早期肾小球可发生肾小球囊周围纤维化，后期可发生纤维化和玻璃样变，间质局灶性纤维组织增生、慢性炎细胞浸润

二、肾小管 - 间质性肾炎

肾盂肾炎

肾盂肾炎较常见，细菌感染所引起；肾盂肾间质化脓，双肾病变不对称；发热尿频和尿急，急性迁延转慢性。

表 12-11   肾小球肾炎和肾盂肾炎的鉴别

鉴别内容	肾小球肾炎	肾盂肾炎
病变性质	变态反应性炎	化脓性炎
病因	主要由抗原抗体反应所致	上行性感染或血源性感染
发病机制	原位免疫复合物、循环免疫复合物沉积	细菌直接作用
病变特点	弥漫性肾小球损伤，双肾同时受累	肾盂、肾间质化脓性炎，双侧肾不对称性病变
临床表现	肾炎综合征、肾病综合征	高热，寒战，腰痛，脓尿，蛋白尿，菌尿
结局	治愈或转为慢性肾小球肾炎，最终导致肾衰竭	治愈或转为慢性肾盂肾炎，最终导致肾衰竭

肾盂肾炎血源性感染的发病机制

细菌感染入血流，在肾引起化脓炎。

败血症、感染 → 细菌入血 → 肾小球 / 肾小管周毛细血管 → 毛细血管栓塞 / 尿路阻塞、免疫抑制、肾竭 → 化脓性炎

性心内膜炎

图 12-8   肾盂肾炎血源性感染的发病机制

肾盂肾炎上行感染的发病机制

细菌感染下尿道，顺着尿路往上走；经由膀胱输尿道，到肾引起化脓炎。

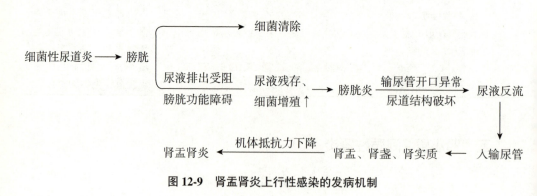

图 12-9   肾盂肾炎上行性感染的发病机制

急、慢性肾盂肾炎的比较

肾盂肾炎分急慢，二者差别应判断。

表 12-12　急、慢性肾盂肾炎临床及病理特点

项目	急性肾盂肾炎	慢性肾盂肾炎
发病机制	上行性和血源性感染	细菌感染，膀胱输尿管反流、肾内反流，尿路阻塞
临床表现	起病急，发热、寒战、腰部酸痛和肾区叩击痛，并伴有尿频、尿急、尿痛等膀胱和尿道的刺激症状	缓慢起病或表现为急性肾盂肾炎反复发作，多尿、夜尿、高血压，晚期出现氮质血症和尿毒症
实验室检查	血常规示白细胞增多，尿常规显示脓尿、蛋白尿、管型尿和菌尿	尿常规显示菌尿、脓尿、低比重尿、管型尿、低钠、低钾和代谢性酸中毒
大体改变	单侧或双侧肾受累；肾体积增大，表面充血，切面肾髓质内可有黄色条纹，并向皮质延伸，可见散在的小脓肿，也可融合形成大脓肿；肾盂黏膜充血、水肿，表面有脓性渗出物	单侧或双侧肾受累，双侧病变不对称；肾体积缩小，出现不规则的瘢痕，切面皮髓质界限不清，肾乳头萎缩，肾盂、肾盏变形，肾盂黏膜粗糙
组织学改变	肾盂及肾间质的急性化脓性炎或脓肿形成，肾小管腔内中性粒细胞聚集和肾小管坏死	病变呈局灶性分布，局部肾小管萎缩或扩张，可见形似甲状腺滤泡结构的胶样管型；早期肾小球很少受累，可发生肾小球囊周围纤维化，后期部分肾小球发生纤维化和玻璃样变；局灶性淋巴、浆细胞浸润和间质纤维化，细、小动脉玻璃样变和硬化
并发症	肾乳头坏死、肾盂积脓、肾周脓肿	菌血症、高血压、肾结石、局灶性节段性肾小球硬化
预后及转归	多数患者经抗生素治疗症状缓解，但病情常复发，如出现并发症，可引起败血症或急性肾衰竭	预后不佳，如能及时治疗并消除诱发因素，病情可被控制，晚期患者多转为慢性肾衰竭，也可因尿毒症或高血压引起心力衰竭

急性肾盂肾炎的并发症

肾盂肾炎化脓炎，乳头坏死可发生；尿路高位阻塞重，肾盂积脓可发生；病灶穿破肾被膜，肾周脓肿可形成。

表 12-13　急性肾盂肾炎的并发症

并发症	说明
肾乳头坏死	因缺血和化脓发生坏死
肾盂积脓	严重高位尿路阻塞时发生
肾周脓肿	肾内化脓灶穿破肾被膜，在肾周围形成脓肿

急性增生性肾炎与急性肾盂肾炎的比较

肾盂肾炎与肾炎，二者区别较明显。

表 12-14 急性增生性肾炎与急性肾盂肾炎的比较

	急性增生性肾小球肾炎	急性肾盂肾炎
病因	与 A 族乙型溶血性链球菌感染有关	由细菌感染直接引起，主要为大肠埃希菌
发病机制	由循环免疫复合物在 GBM 上沉积引起	细菌通过血源性或上行性途径感染，常有膀胱输尿管反流
部位	肾小球	肾盂、肾间质和肾小管
病变性质	急性增生性炎	急性化脓性炎
主要病变	肾小球内皮细胞和系膜细胞增生，炎症细胞浸润，肾小球内细胞增多	肾体积增大，表面有脓肿，切面有黄色条纹，镜下见肾组织化脓，小脓肿形成，肾盂化脓性炎
临床表现	血尿、蛋白尿、管型尿、高血压、水肿，严重者出现少尿、氮质血症	发热、寒战、血白细胞增多，腰部酸痛，肾区有叩击痛，出现脓尿、菌尿，蛋白尿，管型尿

表 12-15 慢性肾小球肾炎与慢性肾盂肾炎的病理特点

项目	慢性肾小球肾炎	慢性肾盂肾炎
表面	双肾对称性萎缩、变小，表面呈弥漫性细颗粒状	双肾不对称、大小不等，体积缩小，表面高低不平，有不规则的凹陷性瘢痕
切面	肾皮质变薄，皮髓质界限不清，肾盂周围脂肪组织增多，小动脉壁增厚、变硬	皮髓质界限不清，肾乳头萎缩，肾盂、肾盏因瘢痕收缩而变形，肾盂黏膜粗糙
肾单位	大量肾小球玻璃样变、硬化，所属肾小管萎缩、消失，残存肾小球代偿性肥大，肾小管扩张，腔内可见管型	病变呈局灶性分布，局部肾小管萎缩或扩张，可见形似甲状腺滤泡结构的胶样管型；早期肾小球很少受累，可发生肾小球囊周围纤维化，后期部分肾小球发生纤维化和玻璃样变
肾间质	纤维组织增生，淋巴、浆细胞浸润；细、小动脉玻璃样变和内膜增厚，管腔狭窄	局灶性淋巴、浆细胞浸润和间质纤维化，细、小动脉玻璃样变和硬化

药物和中毒引起的肾小管 - 间质性肾炎

临床服用某些药，可能引起肾毒性；肾小管 - 间质受损，肾小球也受牵连；
出现血尿蛋白尿，重者肾功能不全。

表 12-16　药物和中毒引起的肾小管 - 间质性肾炎

	急性药物性间质性肾炎	镇痛药性肾病
病因	服用抗生素、利尿药、非甾体抗炎药（NSAIDs）等药物	过量混合服用镇痛药
临床表现	① 用药后 2～40 天（平均 15 天）出现发热、一过性嗜酸性粒细胞增多等症状 ② 肾病变引起血尿、轻度蛋白尿和白细胞尿 ③ 约 50% 的患者血清肌酐水平增高，也可出现少尿等急性肾衰竭的症状	慢性肾衰竭、高血压和贫血
病理变化	① 肾间质出现严重的水肿、淋巴细胞和巨噬细胞浸润，并有大量嗜酸性粒细胞和中性粒细胞，可有少量浆细胞和嗜碱性粒细胞 ② NSAIDs 引起的间质性肾炎可伴有微小病变性肾小球肾病和肾病综合征	① 双肾体积正常或轻度缩小，肾皮质厚薄不一，坏死乳头表面皮质下陷 ② 肾乳头发生不同程度的坏死、钙化和脱落 ③ 皮质肾小管萎缩，间质纤维化并有淋巴细胞和巨噬细胞浸润

肾细胞癌的类型

肾细胞癌分三型，透明乳头嫌色型。

表 12-17　常见类型肾细胞癌的临床病理特点

项目	透明细胞性肾癌	乳头状肾细胞癌	嫌色性肾细胞癌
比例	70%～80%	10%～15%	5%
遗传性肿瘤综合征	VHL 综合征、遗传性透明细胞癌	遗传性乳头状肾细胞癌、Birt-Hogg-Dubé（BHD）综合征	Birt-Hogg-Dubé（BHD）综合征
遗传学改变	与 VHL 基因改变有关	7、16、17 号染色体三体，主要是 7 号三体，与 MET 基因突变有关；男性 Y 染色体丢失，t（X；1）	多个染色体缺失和亚二倍体
临床表现	腰痛、肾区肿块和血尿为典型的肾癌三联症，可伴有副肿瘤性内分泌综合征，如红细胞增多症、高钙血症、高血压等		
大体改变	多见于肾上、下两极，常为单个圆形肿物，界限清楚，可有假包膜形成；切面呈黄、红、灰、白等相间的多彩状，可伴有出血、囊性变		
组织学改变	瘤细胞胞核圆形，大小一致，胞质透明或嗜酸性，胞膜清楚，呈巢状、腺泡状排列	瘤细胞立方或矮柱状，呈乳头状或小管 - 乳头状排列	瘤细胞较大、多角形，胞质呈透明或嗜酸性颗粒状，胞膜清晰，常见核周空晕，呈实性、腺泡状排列

肾细胞癌和肾母细胞瘤的鉴别

肾癌中老年男性，起于小管上皮C；肉眼标本来观察，肿物单个呈圆形；
镜下观察分三类，透明乳头嫌色性。淋巴转移比较少，常经血道来转移；
腰痛血尿肾肿块，临床表现三联症。肾母细胞瘤不同，二者差异应辨清。

表 12-18 肾细胞癌和肾母细胞瘤的鉴别

项目	肾细胞癌	肾母细胞瘤（Wilms 瘤）
年龄	多发生于 40 岁以后，男性多于女性	98% 的患者 <10 岁，无性别差异
起源	肾小管上皮细胞	起源于后肾胚基组织
大体改变	多为单个圆形肿物，界限清楚，可有假包膜形成；切面呈黄、红、灰、白等相间的多彩状，可伴有出血、囊性变	多为单个实性肿物，界限清楚，可有假包膜形成；切面呈灰白或灰红色，鱼肉状，可有出血、坏死、囊性变
组织学改变	因肾细胞癌不同分型而异	由未分化胚基细胞、数量不等的上皮成分和间叶成分组成
转移	①血道转移：常见（肺、骨最多见） ②淋巴道转移：少见（区域淋巴结）	①血道转移：常见（肺最多见） ②淋巴道转移：少见（区域淋巴结）
临床症状	血尿（90%）、肾区肿块、腰痛	腹部肿块

尿路上皮乳头状肿瘤组织学特点

尿路上皮乳头瘤，四种类型分清楚。

表 12-19 （膀胱）尿路上皮乳头状肿瘤组织学特点

形态特点	尿路上皮乳头状瘤	低恶性潜能尿路上皮乳头状瘤	低级别尿路上皮癌	高级别尿路上皮癌
癌细胞排列	似正常尿路上皮	细胞层次增多，但排列规则，有极向	细胞层次增多，大部分排列规则、极向轻度紊乱	细胞层次增多，排列不规则，极向紊乱
细胞异型性	无	很轻	小	大
核分裂象	无	罕见，且位于基底部	少，多位于基底部	多，见于各层，可见病理性核分裂象

膀胱癌

膀胱癌发三角区，或者侧壁尿管口，肿瘤单发或多发，菜花状或息肉状，
多为移行细胞癌，分化程度分三级，淋巴转移是主要，血道转移见晚期。
肾细胞癌则不同，二者差异易分清。

表 12-20　肾细胞癌与膀胱癌的比较

	肾细胞癌	膀胱癌
好发部位	多发生于肾两极，上极多见	多发于膀胱三角区和侧壁输尿管管口
肉眼观	肿瘤多呈圆形结节，与周围组织分界清楚，切面呈淡黄色，常有出血坏死	肿瘤可单发或多发，常呈菜花状或息肉状，少数呈扁平斑块状
镜下观	肿瘤细胞体积大，圆形或多边形，胞浆可呈透明状（透明细胞癌）；肿瘤也可形成乳头状或腺样结构；肿瘤内血管丰富	绝大多数为移行细胞癌，少数为腺癌、鳞癌、小细胞癌；移行细胞癌按分化程度分为三级
转移	可直接侵犯肾上腺和肾周组织，半数引起血道转移，最常转移到肺，经淋巴道转移到肾门、主动脉旁淋巴结	主要通过淋巴道转移到局部淋巴结、子宫旁、髂动脉旁和主动脉淋巴结；晚期可发生血道转移

表 12-21　膀胱移行细胞癌的分级

项目	Ⅰ级	Ⅱ级	Ⅲ级
肿瘤的形态	乳头状	乳头状、菜花状或斑块状	菜花状、扁平斑块状
异型性	有一定的异型性	异型性和多型性明显	异型性明显
特点	具有异型细胞的特征	具有异型细的特征	极性紊乱
核分裂象	核分裂象少	核分裂象较多，瘤巨细胞形成	核分裂象增多，病理性核分裂象
细胞层次	细胞层次增多	细胞层次明显增多	增多
极性	极性不紊乱	极性消失	鳞状上皮化生
浸润	无浸润	累及皮下结缔组织，可达肌层	浸润肌层，累及前列腺、精束或子宫、阴道等

第十三章 生殖系统和乳腺疾病

一、子宫颈疾病

慢性宫颈炎的类型

慢性宫颈炎五种：糜烂息肉与肥大，宫颈阴道部白斑，还有纳博特囊肿。

表 13-1 慢性宫颈炎的类型

类型	发生机制或病理变化
子宫颈糜烂	子宫颈阴道的复层鳞状上皮坏死脱落后，形成表浅缺损，由子宫颈管的单层柱状上皮增生覆盖
子宫颈息肉	子宫颈黏膜上皮、腺体和间质结缔组织呈局限性增生形成外生性变起物
子宫颈腺囊肿（纳博特囊肿）	增生的结缔组织与上皮组织压迫及阻塞腺管，至腺体分泌物潴留，腺腔逐渐扩张形成囊肿
子宫颈肥大	子宫颈结缔组织和腺体明显增生导致子宫颈肥大
子宫颈白斑	常见子宫颈阴道部为大小不一的灰白色斑块

宫颈不典型增生

宫颈增生不典型，重度恶变成癌症。

表 13-2 几种子宫颈病变特点的对比

病变类型	病变性质	组织学特点
轻度不典型增生	常见于慢性炎症时，恶变率低，易恢复	异型细胞限于上皮层的下 1/3 区
中度不典型增生	可发展为重度不典型增生	异型细胞占上皮层下部的 2/3
重度不典型增生	较易于恶变成子宫颈癌	增生异型细胞超过全层的 2/3
子宫颈原位癌	可长期不发生浸润，易治疗，预后好	异型细胞占上皮全层，但未突破基底膜
早期浸润癌	比浸润癌易于治疗和预后较好	浸润深度不超过基底膜下 3～5mm
浸润癌	癌的较晚期阶段	浸润深度超过基底膜下 5mm

宫颈癌的分型

宫颈癌可分四型：外生菜花与糜烂，内生浸润与溃疡，组织分为鳞、腺癌。

表 13-3 宫颈癌的分型及特点

分型方法（依据）	分型	特点
肉眼观	糜烂型	病变处黏膜潮红，粗糙呈颗粒状，质脆，触之易出血
	外生菜花型	癌组织主要向子宫颈表面生长，形成乳头状或菜花状突起，表面常有坏死和浅表溃疡
	内生浸润型	癌组织主要向子宫颈深部浸润生长，使子宫颈前唇增生变硬
	溃疡型	癌组织表面常有大块坏死脱落
镜下观	鳞状细胞癌	
	①早期浸润癌	癌细胞穿破基底膜，向固有膜间质浸润，浸入的深度不超过基膜下 5mm
	②浸润癌	浸润的深度超过 5mm
	腺癌	依组织结构和癌细胞分化程度可分为高、中、低分化三级

子宫颈癌的扩散途径

直接蔓延到邻近，淋巴迁移最常见，血道转移虽较少，扩散全身更危险。

表 13-4 子宫颈癌的扩散途径及后果

扩散途径	后果
直接蔓延	直接向阴道穹窿、阴道壁、宫体及宫旁组织浸润蔓延
淋巴道转移	晚期可浸润膀胱、直肠，经淋巴道发生盆腔淋巴结转移
血道转移	可转移到肺、肝、脑等器官

宫颈癌的分期

0 期即为原位癌，Ⅰ期限于宫颈部，Ⅱ期超颈入盆腔，Ⅲ期扩展盆腔壁，Ⅳ期超盆侵膀胱，或者直肠受累及。

表 13-5　宫颈癌的分期

分期	特点
0 期	原位癌
Ⅰ期	癌局限于子宫颈
Ⅰ$_A$	为临床前期癌，只能通过显微镜检查才能确诊
Ⅰ$_B$	组织学上癌浸润的深度超过 5mm
Ⅱ期	肿瘤超出子宫颈进入盆腔，但未累及到盆腔壁；癌肿侵及阴道，但未累及阴道的下 1/3
Ⅲ期	癌扩展至盆腔壁及阴道的下 1/3
Ⅳ期	癌组织已超越骨盆，或累及膀胱黏膜或直肠

二、子宫体疾病

子宫内膜异位症

子宫内膜和腺体，出现其他部位中。引起子宫腺肌病，或生巧克力囊肿。

月经不调可发生，也可表现为腹痛。

表 13-6　子宫内膜异位症

子宫内膜异位症	
好发部位	卵巢、子宫阔韧带、直肠阴道陷窝、腹膜、腹部手术瘢痕、外阴、阑尾
子宫腺肌病	子宫内膜腺体及间质异位于子宫肌层
巧克力囊肿	子宫内膜腺体及间质异位于卵巢
病理变化	镜下可见子宫内膜腺体、间质及含铁血黄素，肉眼可见紫红或棕黄色结节
临床症状	因异位的位置不同而异，常表现为腹痛、月经不调

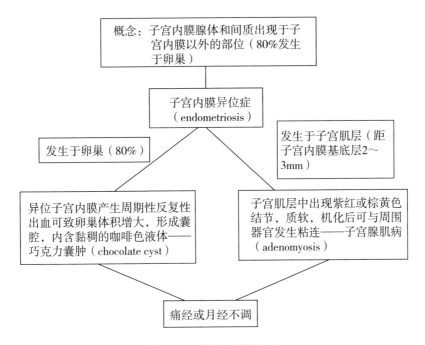

图 13-1　子宫内膜异位症

子宫内膜增生症的类型

子宫内膜增生症，病理变化分三型，复杂增生单纯增，还有增生称异型。

表 13-7　子宫内膜增生症的类型

增生类型	内膜异体			腺：间质	癌变率（%）
	数量	形态与结构	细胞异型性		
单纯性增生	轻度增多，排列稍拥挤	不规则、扩张	无	3 > 1：1	1
复杂性增生	腺瘤样增生	不规则、复杂	无	腺体背靠背间质很少	3
异型增生	同单纯性或复杂性	不规则、复杂	明显	同单纯性或复杂性	33

子宫内膜增生症在更年期、青春期多见（与雌激素增高、孕酮缺乏相关）；临床表现为经量多，经期延长或不规则。肉眼观子宫内膜增厚，表面光滑或呈息肉样突起；镜下见内膜腺体增多，腺腔扩大，腺上皮细胞增生形成假复乳头状，间质亦增生。

子宫内膜增生症与子宫内膜癌的比较

子宫内膜增生症，病变限于内膜中，内膜增生不同癌，癌的间质有浸润。

表 13-8　子宫内膜增生症与子宫内膜癌的比较

比较项目	子宫内膜增生症	子宫内膜癌
发病相关因素	与雌激素过多有关	与雌激素长期持续作用和子宫内膜异型增生有关；少数与遗传因素有关
患病对象	青春期、更年期妇女	绝经期和绝经期后妇女
临床特点	子宫功能性出血	白带增多和不规则阴道流血
肉眼	子宫内膜增厚，厚度＞5mm	子宫内膜弥漫或局限性增厚，粗糙不平，或呈息肉、结节或不规则形，伴出血坏死，肿块灰白，质脆
镜下	按增生程度，可分为： ① 单纯性增生（轻度、囊性增生） ② 复杂型增生（腺瘤型增生） ③ 非典型增生（属癌前病变）	① 腺癌为主：为高、中、低分化 ② 腺棘皮癌：腺癌伴鳞状上皮化生 ③ 腺鳞癌：腺癌内混有鳞癌成分 ④ 少数为透明细胞癌、浆液性腺癌
预后	少数可发展为子宫内膜癌	生长缓慢，多局限于宫腔内，可有直接蔓延和淋巴道转移，血道转移少

子宫内膜异型增生与高分化子宫内膜腺癌较难鉴别，主要鉴别点是前者没有内膜间质浸润。

子宫内膜腺癌

弥散而限两类型，分化程度高中低，直接蔓延来扩散，淋正血道亦转移。

表 13-9　子宫内膜腺癌概况

项目	说明
病因	雌激素长期持续作用，并与肥胖、无排卵性月经周期、罹患分泌雌激素的功能性卵巢肿瘤有关
病理	
大体	弥漫型：子宫内膜弥漫性增厚 局限型：息肉或乳头状突现宫腔
组织学	子宫内膜样腺癌：高、中、低分化 乳头状浆液性癌 $\Big\}$ 老年女性，绝经后，常有 P53 基 透明细胞癌 　　因过度表达，预后较差
扩散	① 直接蔓延 —上→ 子宫角→输卵管、卵巢→其他盆腔器官 　　　　　　—外→ 肌层→浆膜→输卵管、卵巢→腹膜和大网膜 　　　　　　—下→ 宫颈管→阴道 ② 淋巴道转移 ——→ 宫底部的癌→腹主动脉旁淋巴结 　　　　　　　——→ 子宫角部癌→腹股沟淋巴结 　　　　　　　——→ 累及宫颈管的癌→宫旁、髂内外、髂总淋巴结 ③ 血道转移 —晚期→ 肺、肝、骨

续表

项目	说明
临床表现	① 早期：患者可以无症状，以后逐渐出现阴道不规则流血；阴道分泌物增多，呈淡红色，如继发感染则呈脓性，有腥臭味 ② 晚期：癌组织侵犯盆腔神经，可引起下腹部及腰骶部疼痛等症状
预后	发展缓慢，转移晚，与组织学分型、分级及临床分期有关

表 13-10　Ⅰ型和Ⅱ型子宫内膜腺癌的差别

项目	Ⅰ型子宫内膜腺癌	Ⅱ型子宫内膜腺癌
发病年龄	绝经期前、围绝经期（55~65岁）	绝经后（65~75岁）
雌激素	相关	不相关
临床特征	肥胖、糖尿病	体型瘦
组织形态	子宫内膜样	浆液性、透明细胞性、鳞状细胞性
前驱病变	子宫内膜增生	无子宫内膜增生
分子病理	微卫星不稳定性、PTEN 和 K-RAS 突变、β 联蛋白	P53、杂合性缺失、细胞周期基因异常
生物学行为	惰性	侵袭性
预后	较好	差

子宫平滑肌瘤

好发肌层黏膜下，单或多发界线清，切面灰白编织状，瘤 C 束或轮状排，胞质红染核长杆，核发裂象很少见，类似病变腺肌瘤，还有肉癌应分辨。

表 13-11　子宫平滑肌瘤

项目	要点
好发部位	肌层、黏膜下或浆膜下
大体	大小不一；单发或多发；表面光滑，界清，无包膜，切面灰白，质韧同，编织状；可出现均质的透明变性、黏液变性、钙化、红色变性
镜下	瘤细胞与正常子宫平滑肌细胞相似，束状或旋涡状排列，胞质红染，核呈长杆状，两端钝圆，核分裂象少见，缺乏异型性

表 13-12　子宫腺肌瘤与子宫平滑肌瘤的比较

项目	子宫腺肌瘤	子宫平滑肌瘤
病变性质	子宫肌层内的局限型子宫内膜异位，非肿瘤性	子宫平滑肌的良性肿瘤
病变部位	子宫肌层内，多见于子宫后壁	多见于子宫肌层内，部分位于浆膜下或黏膜下
肉眼观	① 与周围正常平滑肌分界不清，无假包膜 ② 球形增厚的子宫壁中散在大小不等的腔隙，内含血性浆液或巧克力样液，可有棕黄色含铁血黄素沉着	① 与周围正常平滑肌分界清楚，可有假包膜 ② 多呈球形或不规则形，切面灰白，质韧，呈编织状或旋涡状，可有玻璃样变、黏液变性等
镜下	① 病变区子宫肌层中出现子宫内膜的腺体及间质，呈岛状分布 ② 周围平滑肌细胞增生、肥大	① 瘤细胞与正常子宫平滑肌细胞相似，但细胞排列密集，呈束状或编织状 ② 肌束间有不等量的纤维组织

表 13-13　子宫平滑肌瘤与子宫平滑肌肉瘤的比较

	子宫平滑肌瘤	子宫平滑肌肉瘤
肿瘤性质	良性	恶性
发病情况	多见	少见
组织起源	子宫平滑肌细胞	子宫肌层的间质细胞
肉眼	质硬灰白色，切面呈编织状或旋涡状	质软、鱼肉状，出血坏死多见
镜下	瘤细胞与正常平滑肌相似，排列成束或编织状，细胞异型性小，核分裂象少见	瘤细胞排列紊乱，异型性明显，核分裂象多见，瘤细胞浸润至肌层、血管、内膜、颈管等处

三、滋养层细胞疾病

葡萄胎

泡状绒毛满宫腔，子宫增大超正常。细胞增生滋养层，HCG 分泌旺，

尿中血中激素高，妊娠反应阳性强，子宫血管受侵蚀，阴道流血是经常，

胎儿存活体征元，胎儿早期已死亡。

注：HCG：绒毛膜促性腺激素。

表 13-14 葡萄胎病理变化与临床症状之间的联系

葡萄胎病理变化	临床症状
绒毛高度水肿呈水泡状充满宫腔	子宫明显增大，超过同月份正常妊娠
滋养层细胞增生，绒毛膜促性腺激素分泌增多	尿和血中 HCG 水平增高，妊娠反应强阳性
增生的滋养层上皮细胞有侵袭破坏血管能力	反复阴道不规则流血
水肿绒毛内血管减少到消失，完全性葡萄胎无胚胎或胎儿结构	胎儿多早期死亡，无胎儿存活体征

完全性葡萄胎与部分性葡萄胎之比较

完全性的葡萄胎，全部绒毛葡萄状，不含胎儿之成分，少数发展成绒癌。

部分性的葡萄胎，部分绒毛仍正常，可含胎儿之成分，极少转变为绒癌。

表 13-15 完全性葡萄胎与部分性葡萄胎的特点的比较

比较项目	完全性葡萄胎	部分性葡萄胎
病因	90% 来源于单个精子与失去全部染色体的卵子结合，10% 源于两个精子与空卵结合	由正常卵细胞和一个没有发生减数分裂的精子或两个单倍体精子结合所致
染色体类型	46XX（46XY）	三倍体核型 69XXY
绒毛水肿	所有绒毛	部分绒毛
滋养层细胞增生	弥漫，围绕	少量，局部
异型性	常出现	缺乏
血 HCG	升高	很少升高
组织 HCG	＋＋＋＋	＋
生物学行为	2% 发展为绒毛膜癌	很少发展为绒毛膜癌
病理	不含胎儿成分；全部绒毛均呈葡萄状，滋养层细胞呈弥漫性、不典型增生，10% 的病例可转变为侵蚀性葡萄胎，2.5% 的病例要发展为绒毛膜癌	部分绒毛呈葡萄状，部分绒毛正常；可含胎儿成分，滋养层细胞轻度、局灶性增生，且无不典型增生；极少数变为绒癌

葡萄胎与绒毛膜癌的比较

葡萄胎与绒毛膜癌，二者应当区别开。

表 13-16　葡萄胎、侵袭性葡萄胎和绒毛膜癌的比较

比较项目	良性葡萄胎	侵袭性葡萄胎	绒毛膜癌
与妊振关系	异常妊娠	继发于葡萄胎后	葡萄胎、流产或正常妊娠后
来源	妊娠胎盘	妊娠胎盘	妊娠胎盘或原始生殖细胞
肉眼观察	水泡状绒毛	水泡状绒毛侵入子宫	血肿样结节，无水泡状绒毛
镜下			
滋养层细胞	不同程度增生	高度增生有一定异型性	异常增生，异型性明显
绒毛形成	有，间质水肿，血管消失	同葡萄胎	无
浸润子宫壁	无	局部，可穿透	广泛伴坏死，大片出血
近处转移	无	至阴道壁	至阴道壁
远处转移	无	少见	易血道转移到肺、脑、肝
绒毛膜促性腺激素	增高	持续增高	高于葡萄胎
临床	① 子宫明显增大，胎儿死亡，听不到胎音 ②HCG 明显增多 ③可恶变	① 阴道不规则出血，持续或间断性 ②HCG 持续增多 ③ 可转移至肺、阴道壁等处	① 阴道不规则出血，持续或间断性 ②HCG 持续增高 ③ 血道转移至肺、阴道、脑、肝、脾、肾等

四、卵巢肿瘤

卵巢肿瘤的分类

组织发生分三类，常见上皮性肿瘤，二为性索间质瘤中，三是生殖细胞瘤。

表 13-17　卵巢肿瘤分类及来源

来源	肿瘤
上皮性肿瘤	浆液性肿瘤、黏液性肿瘤、子宫内膜样肿瘤、透明细胞肿瘤、移行细胞肿瘤
性索间质肿瘤	颗粒细胞−卵泡膜细胞瘤，支持细胞−间质细胞瘤
生殖细胞肿瘤	畸胎瘤、无性细胞瘤、卵黄囊瘤、绒毛膜瘤

卵巢上皮性肿瘤

卵巢上皮性肿瘤，浆液性瘤，黏液瘤

表 13-18 卵巢上皮性肿瘤的常见类型

	浆液性肿瘤	黏液性肿瘤
发病率	最常见	较少见
发病年龄	30～40岁，恶性年龄偏大	30～40岁，恶性年龄偏大
类型	① 浆液性囊腺瘤 ② 交界性浆液性囊腺瘤 ③ 浆液性囊腺癌	① 黏液性囊腺瘤 ② 交界性黏液性腺瘤 ③ 黏液性囊腺癌
肉眼特点	单房或多房囊腔，内含清亮液体，囊内壁光滑，一般无乳头。恶性者多为囊实性，可见乳头	多房囊腔，内含黏稠液体，一般无乳头，恶性者多为囊实性，可见出血、坏死
镜下特点	囊腔壁由单层立方或低柱状上皮衬覆，有纤毛；交界性肿瘤上皮细胞层次增加，可伴有间质微小浸润；恶性者细胞异型性明显，常见沙砾体	囊腔壁由单层高柱状上皮衬覆，核位于基底，上方充满黏液，无纤毛；交界性肿瘤上皮细胞层次增加，可伴有间质微小浸润；恶性者细胞异型性明显

卵巢性索间质性肿瘤

卵巢性索间质瘤，三种类型均可有。

表 13-19 卵巢性索间质性肿瘤常见的类型

	好发年龄	分泌功能	肉眼特点	镜下特点	临床表现
颗粒细胞瘤	各个年龄，多见于绝经后妇女	雌激素	体积较大，囊实性，部分区域呈黄白色	① 瘤细胞小而一致，细胞核可见核沟，排列成弥漫形、岛屿形或梁索形 ② 分化好的瘤细胞排列成卵泡样结构，中央为粉染的蛋白液体或退化的细胞核，称为 Call-Exner 小体	属低度恶性，可局部扩散或转移，切除后可复发
卵泡膜细胞瘤	绝经后的妇女	雌激素	实性，色黄	瘤细胞呈束排列，细胞呈空泡状	良性肿瘤，月经不调，乳腺增大
支持-间质细胞瘤	年轻育龄妇女	少量雄激素	多发生于睾丸，卵巢较少见，呈实体结节分叶状，黄或棕黄色	瘤细胞呈柱状，可排列成条索或腺腔状	患者可表现为有男性化特征

卵巢生殖细胞肿瘤

卵巢生殖细胞瘤，临床可分四类型，有的良性有的恶，病理特点应分清。

表 13-20 卵巢生殖细胞肿瘤

分类	特点
畸胎瘤	
成熟性畸胎瘤	肿瘤呈囊性，充满皮脂样物，可见毛发，牙齿等成分，肿瘤由三个胚层的各种成熟组织构成
未成熟性畸胎瘤	与成熟性畸胎瘤相似的组织结构背景上，可见未成熟神经组织
无性细胞瘤	好发于 10～30 岁，瘤细胞体积大而一致，细胞膜清晰，胞质空亮，细胞核中，核仁明显，核分裂象多见，巢准或条索状排列，瘤巢周围常有淋巴细胞浸润的肉芽肿，对放化疗敏感
卵黄囊瘤	多发生在 30 岁以下，高度恶，体积较大，结节切叶状，切面灰黄色，镜下可见疏网状结构，S-D 小体、卵黄囊结构、细胞外嗜酸性小体
胚胎性癌	主要发生于 20～30 岁，高度恶性，肿瘤细胞排列成腺管、腺泡或乳头状、片状，肿瘤细胞大，呈上皮样，显著异型，细胞界限不清，常见核分裂象和瘤巨细胞

五、前列腺疾病

前列腺病有数种，炎症增生与癌症。

表 13-21 前列腺增生与前列腺癌的比较

	前列腺增生（肥大）	前列腺癌
病因	与雄激素有关	与高雄激素水平、年龄、种族、地质环境有关
好发部位	中央区＞移行区＞尿道周围区	前列腺周围区，后叶多见
大体观	结节状、质韧，有弹性	灰白结节状，质韧硬，界限不清，切面沙砾样
镜下观	纤维、平滑肌和腺体均增生，上皮细胞可向腔内乳头状增生，腔内可含淀粉小体	多为高分化，腺体由单层细胞构成，外层的基底细胞缺如，腺泡较规则，排列拥挤，可见背靠背现象，细胞核仁增大；低分化癌，细胞排列成条索、巢状或片状；前列腺上皮内瘤变是腺管和上皮的非典型增生和原位癌
临床表现	排尿困难，尿流变细，滴尿，尿频和夜尿增多，严重者可致尿潴留和膀胱扩张	早期无症状，血 PSA 升高，可发生局部浸润和远处转移，骨转移常见

六、阴茎癌

阴茎鳞状上皮癌，分化较好进展慢，乳头型似菜花样，常伴出血无痛感。

表 13-22　阴茎癌

基本要点	说明
发病机制	与 HPV 感染有关
病理变化	
好发部位	阴茎龟头或包皮内接近冠状沟的区域
大体	乳头型或扁平型；乳头型似尖锐湿疣或菜花样，扁平型局部黏膜灰白、增厚
镜下	分化程度不一的鳞状细胞癌，一般分化比较好；疣状癌发生在男性或女性的外阴黏膜的高分化鳞癌，低度恶性，肿瘤由外向内呈乳头状生长，仅在局部呈舌状向下推进浸润癌
临床表现	无痛感，常伴出血，进展缓慢，可局部转移，5 年生存率可达 70%

七、乳腺疾病

乳腺增生性病变

乳腺纤维囊性变，增生非增两类型，还有硬化性腺病，组织增生无囊肿。

表 13-23　肥腺增生性病变

	乳腺纤维囊性变		硬化性腺病
	非增生性	增生性	
大体	多为双侧多灶小结节，边界不清，囊肿大小不一，多少不等，蓝顶囊肿	同非增生性纤维囊性变	灰白质硬，与周围乳腺界限不清
镜下	被覆扁平、柱状或立方上皮，或仅见纤维性囊壁，可有炎症性反应和间质纤维组织增生，大汗腺化生常见	除囊肿形成和间质纤维增生外，往往伴有末梢导管和腺泡上皮增生，上皮可层次增多，形成乳头或筛状结构，为癌前病变，分为轻度增生、典型增生、非典型增生和原位癌	小叶末梢导管上皮、肌上皮和间质纤维组织增生。腺泡数目增加，小叶中央或小叶间的纤维组织增生使小叶腺泡受压而扭曲变形，一般无囊肿形成

乳腺纤维腺瘤

纤维腺瘤在乳腺，良性肿瘤最常见。

表 13-24　乳腺纤维腺瘤

项目	说明
好发年龄	可发生于青春期后的任何年龄，多在 20 ~ 30 岁之间
大体	单个或多个，圆形或卵圆形结节状，界限清楚，切面灰白、质韧，常有黏液样外观
镜下	主要由增生的纤维间质和腺体组成，部分腺体被周围的纤维结缔组织挤压呈裂隙状，间质通常较疏松

乳腺癌

外上象限易发生，浸润非浸两类型，非浸润癌分两类，浸润性癌有三型。

表 13-25　乳腺非浸润性癌和浸润性癌的分类

特点	肿瘤
非浸润性癌 （15% ~ 30%）	① 导管内原位癌 ② 小叶内原位癌
浸润性癌	① 浸润性导管癌（70% ~ 85%） ② 浸润性小叶癌 ③ 特殊类型癌：乳头 Paget 病伴导管浸润癌、小管癌等

表 13-26　乳腺非浸润性癌的类型及特点

	乳腺导管原位癌	乳腺小叶原位癌
发生部位	乳腺小叶的中、小导管	乳腺小叶的终末导管及腺泡
癌细胞分布	局限于导管内	局限于终末导管和腺泡内，呈实心巢
导管基底膜	完整	基膜完整，小叶结构存在
组织学特点	① 粉刺癌 ② 非粉刺导管内癌 ③ 乳头 Paget 病伴导管原位癌	癌细胞较小，一致，核圆形，核分裂象罕见；一般无坏死，无间质炎症反应和纤维组织增生

表 13-27　常见乳腺浸润性癌的类型及其诊断要点

诊断要点	浸润型导管癌	浸润性小叶癌	复合性浸润癌
临床资料	占 50% ~ 70%，肿物界不清，质硬脆，1 ~ 8cm，切面夹杂黄白条纹	占 5% ~ 15%，肿块明显，边界不清，大小不等，多发性，双侧发生率为 20%	占 10% ~ 20%，肿块大多界清，质硬，以单发结节为主
病理改变	浸润癌细胞形态多样，癌细胞弥漫、丝、片、块、巢状浸润性生长，细胞异型，有核仁，核分裂象可见，部分可见导管内癌形态	在硬化的背景中，小叶癌细胞呈单排串珠样排列、靶环状排列，或者呈实性型、腺管小叶型、腺泡型排列，癌细胞小，一致，核仁不明显，可有印戒样细胞	癌主要为导管癌和小叶癌的混合，癌细胞弥漫、片状、粗条状排列，癌细胞大或小，多形性明显，也可为浸润癌与原位癌的复合

乳腺癌的转移途径

直接浸润到邻近，淋巴转移最常见，乳腺癌症到晚期，血行转移亦难免。

表 13-28　乳腺癌的转移途径及后果

转移途径	后果
直接浸润	转移至乳腺及其邻近组织
淋巴结转移 （最常见）	位于外上、外下象限和中心区和癌，首先转移到同侧腋窝淋巴结；位于内上、内下象限的癌常沿内乳动脉淋巴结转移；锁骨上淋巴结转移常较晚
血行转移 （晚期可发生）	可转移到肺、骨骼肌、肝、肾上腺及脑等部位

影响乳腺癌预后的因素

判断乳腺癌预后，应当考虑多因素。

表 13-29　影响乳腺癌预后的因素

因素	说明
原发灶大小	直径小于 1cm，无淋巴结转移者预后较好
淋巴结转移	生存率随淋巴结受累数目的增加而降低
组织学类型	原位癌通过手术可治愈，浸润性导管癌预后较差
组织学分级	级别越高，预后愈差
雌激素和孕激素受体	受体阳性者，可应用内分泌治疗；阳性者转移率低，无瘤存活时间长
HER-2/neu	基因过度表达者细胞增殖活性高，预后差
DNA 倍体数	癌细胞出现异倍体或多倍体，预后较差

第十四章 内分泌系统疾病

一、垂体疾病

垂体的内分泌功能

腺垂体，位前部，三种细胞七激素；嗜碱三促甲性肾，嗜酸生长和催乳；嗜碱细胞中间部，促进合成黑色素。嫌色细胞染色浅，数量虽多无颗粒；神经垂体位后部，属于下丘脑之部，神经垂体不分泌，储释催产加压素。

表 14-1　垂体的正常分泌功能

部位	细胞	分泌功能
垂体前叶		
嗜酸性细胞	促生长素细胞	生长激素（GH）
	催乳素细胞	催乳素（PRL）
嗜碱性细胞	促甲状腺素细胞	促甲状腺素（TSH）
	促性腺激素细胞	促卵泡素（FSH）
		促黄体素（LH）
	促肾上腺皮质激素细胞	促肾上腺皮质激素（ACTH）
		促脂解激素（LPH）
	嫌色细胞	可少量分泌上述某种激素或无分泌功能
垂体后叶（在下丘脑合成运到此处分泌）		加压素，即抗利尿激素（ADH）
		催产素（OT）

垂体前叶功能亢进和低下

前叶激素泌过多，发生功能亢进症，前叶激素泌过少，引起功能低下症。

表 14-2　垂体前叶功能亢进和低下的主要综合征

名称	病证	原因	病理基础	临床表现
垂体功能亢进	垂体性巨人症	垂体生长激素细胞腺瘤	生长激素（GH）分泌过多	发生于青春期前，骨骺线未闭合，骨骼、肌肉及器官过度生长，身材高大，但生殖器官发育不全
	肢端肥大症	同上	同上	青春期后发生，骨骺线已闭合，颅骨增厚、下颌骨及颧骨弓增大突出，四肢肢端肥大，面容奇特
	高催乳素血症	垂体催乳激素细胞腺瘤	催乳素（PRL）分泌过多	① 女性：溢乳－闭经综合征 ② 男性：性功能降低，少数溢乳
垂体功能低下	垂体性侏儒症	青春期前腺垂体发育障碍/破坏	GH 分泌低下	骨骼、躯体发育迟缓，身材矮小，伴性器官发育障碍，智力发育正常
	Simmond综合征	炎症、肿瘤、损坏、血液循环障碍等原因	垂体前叶全部激素分泌障碍	相应靶器官（甲状腺、肾上腺和性腺）萎缩，过早衰老，恶病质，各种激素分泌低下的相应症状；病程慢性经过
	Sheehan综合征	分娩大出血、休克、垂体坏死	垂体前叶各种激素分泌减少	内分泌性萎缩：乳腺、生殖器官、甲状腺、肾上腺萎缩，功能低下，表现为全身萎缩和老化

📖 垂体腺瘤

垂体前叶患腺瘤，多为功能亢进症，相应激素泌过多，少数表现功能低。

表 14-3　垂体腺瘤的病理和临床特点

肿瘤类型	病理特点	免疫组化	电镜	临床特点
催乳素细胞腺瘤	嫌色性或弱嗜酸性瘤细胞组成	PRL（＋）	胞质内有少数小神经内分泌颗粒	血中 PRL 水平增高，溢乳－闭经综合征
生长激素细胞腺瘤	嗜酸性和嫌色性瘤细胞组成	GH（＋）	胞质内有神经内分泌颗粒	血中 GH 水平增高，巨人症或肢端肥大症
促肾上腺皮质激素细胞腺瘤	嗜碱性瘤细胞组成	ACTH（＋）		部分患者出现库欣（Cushing）综合征和纳尔逊（Nelson）综合征
促性腺激素细胞腺瘤	嫌色性或嗜碱性瘤细胞组成	FSH（＋）、LH（＋），或二者同时（＋）	胞质内有较小的神经内分泌颗粒	性功能减退或无症状

续表

肿瘤类型	病理特点	免疫组化	电镜	临床特点
促甲状腺激素细胞腺瘤	嗜碱性和嫌色性瘤细胞组成	TSH（＋）		少数甲状腺功能亢进症状（血中 TSH、T_3、T_4 增高）；多数甲状腺功能低下症状
多种激素细胞腺瘤（多数为 GH 细胞及 PRLK 细胞混合性腺瘤）	多为嗜酸性和嫌色性瘤细胞组成	多种激素（＋）		可产生激素分泌过多的相应症状
无功能性细胞腺瘤	嫌色性瘤细胞组成	激素（－）		多无特殊功能性改变，少数有垂体前叶功能降低表现

ACTH，促肾上腺皮质激素；FSH，促卵泡生成素；LH，促黄体生成素；TSH，促甲状腺素；T_3，三碘甲状腺原氨酸；T_4，甲状腺素；GH，生长激素；PRLK，催乳素变体。

二、甲状腺疾病

弥漫性非毒性甲状腺肿的病因及发病机制

长期缺碘是主因，合成甲状缺原料。致甲状腺肿因子，抑制甲腺素合成。

长期摄碘量过多，反会引起甲腺肿。甲状腺肿家族性，遗传免疫是原因。

表 14-4　弥漫性非毒性甲状腺肿的病因及发病机制

病因	发病机制
缺碘	长期缺碘→甲状腺激素合成和分泌↓→反馈刺激垂体 TSH 分泌↑→甲状腺滤泡上皮代偿性增大、肥大
致甲状腺肿因子	① 水中大量钙和氟可影响碘的吸收，并抑制甲状腺激素的分泌 ② 某些食物（卷心菜、木薯、菜花、大头菜等），有的含氰化物，可抑制碘化物在甲状腺内的运输 ③ 硫氰酸盐、过氯酸盐抑制甲状腺聚碘 ④ 药物（硫脲咪药、磺胺药、锂、钴、高氯酸盐）可抑制碘的浓集或有机化
高碘	长期摄食碘过多，过氧化物酶的功能基因过多地被占用，影响了酪氨酸氧化，碘的有机化过程受阻，甲状腺代偿性肿大
遗传与免疫	家族性甲状腺肿是甲状腺激素有关合成酶的遗传性缺乏；甲状腺肿的发生有自身免疫机制参与

弥漫性非毒性甲状腺肿的病变特点

非毒甲肿分三期：增生胶贮结节期。

表 14-5 弥漫性非毒性甲状腺肿的病变特点

	增生期 （弥漫性增生性甲状腺肿）	胶质贮积期 （弥漫性胶样甲状腺肿）	结节期 （结节性甲状腺肿）
肉眼	① 对称性中度增大 ② 表面光滑 ③ 无断发性改变	① 对称性显著肿大 ② 表面光滑 ③ 切面淡棕色、不透明 ④ 无继发性改变	① 不对称结节状增大 ② 结节大小不一，境界清楚，但无完整包膜 ③ 有继发性改变（出血、坏死、囊性变）
镜下	① 滤泡上皮增生呈立方/低柱状 ② 伴小滤泡或假乳头形成 ③ 腔内胶质少	① 部分上皮增生，有小滤泡或假乳状形成 ② 大部分上皮复旧变扁平，滤泡腔高度扩张，大量胶质贮存	① 上皮增生，复旧、萎缩不一 ② 部分上皮呈柱状/乳头增生/小滤泡形成 ③ 部分上皮复旧或萎缩，胶质积贮 ④ 间质纤维增生，包绕形成大小不一结节状病灶
发病机制	① 病因→T_3、T_4↓→THR↑ ② TSH↑→滤泡增生	增生、恢复、增生反复发生，滤泡上皮疲惫衰竭变扁，滤泡腔贮积多量胶质	不同部位的滤泡对 TSH 敏感性不同

弥漫性毒性甲状腺肿的病理变化

甲腺弥漫对称肿，滤泡上皮有增生，泡腔胶质较稀薄，心肌肥大眼外突，

淋巴增生脾肿大，胫前皮下黏性肿。

表 14-6 弥漫性毒性甲状腺肿的病理变化

病变部位	病理变化
甲状腺	① 肉眼观：甲状腺弥漫对称性肿大，表面光滑，质较软，切面灰红色分叶片，胶质少，质如肌肉 ② 镜下：滤泡上皮增生呈高柱状，有的呈乳头样增生，有小滤泡形成；滤泡腔内胶质稀薄，滤泡周边胶质出现大小不一的上皮细胞吸收空泡，间质血管丰富，充血，淋巴组织增生
眼球	眼球外突，因眼外肌水肿，眼球后纤维脂肪组织增生；淋巴细胞浸润，黏液水肿（富含水分的黏多糖沉积）
淋巴组织	全身淋巴组织增生，胸腺和脾增大
心脏	心脏肥大、变性，心肌缺血
皮肤	胫前皮下黏液水肿（少见）

两种常见甲状腺肿的比较

甲状腺肿分两种，原因机制不相同。

表 14-7　两种常见甲状腺肿的比较

病理变化	弥漫性毒性甲状腺肿	
	地方性甲状腺肿	甲状腺功能亢进
肉眼观	体积增大程度较悬殊，切面呈棕褐色胶冻样，有形成结节的倾向	中度肿大，牛肉样外观
镜下观	滤泡大小不一，腔内有大量胶质，滤泡上皮变扁平，后期可见结节形成，纤维组织增生，伴囊肿形成、纤维化、钙化等	滤泡增生上皮呈柱状或立方形，常形成乳头状增生，滤泡腔内胶质少，可见吸收空泡，间质淋巴细胞浸润，淋巴滤泡形成，毛细血管增多充血

呆小症与垂体性侏儒症的比较

呆小症与侏儒症，原因机制不相同。

表 14-8　呆小症与垂体性侏儒症的比较

	呆小症	垂体性侏儒症
病因	胎儿和婴儿期从母体获得或合成甲状腺激素不足或缺乏	儿童期缺乏生长激素，生长发育发生障碍
身材	矮小	矮小
智力	大脑发育不全，智力低下	正常
其他	表情呆痴，愚钝颜貌	皮肤和颜面有皱纹，常伴性器官发育障碍

甲状腺激素分泌异常引起的疾病

幼年缺乏甲腺素，身矮智差呆小症，成年黏液性水肿，分泌过多甲亢进。

表 14-9　甲状腺功能低下

类型	病因	临床表现
克汀病（呆小症）	胎儿期或新生儿时期从母体内获得的甲状腺素缺乏	大脑发育不全，智力低下，骨形成及成熟障碍，造成四肢短小，形成侏儒
黏液性水肿	少年及成年人甲状腺素合成和释放减少或缺乏	怕冷、嗜睡、月经周期不规律，思维及动作缓慢，皮肤发凉，粗糙及非凹陷性水肿

甲状腺炎

甲状腺炎三类型，各型病理有特征。

表 14-10　各型甲状腺炎的病变特点比较

区别点	亚急性甲状腺炎	慢性淋巴细胞性甲状腺炎	慢性纤维性甲状腺炎
别称	肉芽肿性甲状腺炎，巨细胞性甲状腺炎	桥本甲状腺炎，自身免疫甲状腺炎	Riedel 甲状腺肿，慢性木样甲状腺炎
病因	与病毒感染有关	自身免疫病	原因不明
好发人群	中青年女性多见	中年女性多见	中年女性多见
肉眼	甲状腺不对称性肿大，质硬，与周围粘连，边界不清	甲状腺弥漫性对称性肿大，质韧，橡皮状，与周围组织无粘连	甲状腺不对称性肿大，结节状，质硬似木，与周围组织明显粘连
组织学	滤泡上皮变性、坏死，胶质外溢，周围有异物巨细胞反应，淋巴细胞浸润，形成类结核结节的肉芽肿性炎，但无干酪样坏死，愈合期肉芽肿纤维化	甲状腺滤泡萎缩、广泛破坏；大量淋巴细胞浸润，有淋巴滤泡形成；纤维组织增生较轻，有时有多核巨细胞	甲状腺滤泡明显萎缩；大量纤维组织增生伴玻璃样变；少量淋巴细胞浸润，不形成淋巴滤泡
临床	甲状腺有疼痛性结节；早期有短暂甲状腺功能亢进，晚期有甲状腺功能低下	甲状腺无痛弥漫性肿大；晚期甲状腺功能低下	晚期甲状腺功能低下，伴甲状腺周围组织压迫症状

甲状腺瘤

甲状腺瘤种类多，组织学分六类型：单纯胶样胎儿型，胚胎嗜酸非典型。

表 14-11　甲状腺瘤的组织学分型

组织学分型	特点
单纯型腺瘤（正常大小滤泡型腺瘤）	肿瘤包膜完整，肿瘤组织中大小较一致，排列拥挤，内含胶质，由与成人正常甲状腺相似的滤泡构成
胶样型腺瘤（巨细胞腺瘤）	肿瘤组织由大滤泡或大小不一的滤泡组成，滤泡内充满胶质，并可相互融合成囊，肿瘤间质少
胎儿型腺瘤（小滤泡型腺瘤）	主要由小而一致、仅含少量胶质的小滤泡组成，上皮细胞为立方形，间质水肿呈黏液样

续表

组织学分型	特点
胚胎型腺瘤 （梁状实性腺瘤）	瘤细胞小，大小一致，分化好，呈泡状或条索状排列，无胶质，间质疏松呈水肿状
嗜酸性细胞腺瘤 （许特莱细胞腺瘤）	瘤细胞大而多角形，核小，胞质丰富呈嗜酸性，电镜下见嗜酸性细胞，内有丰富的线粒体，称为许特莱细胞，瘤细胞排列成索网状或巢状，很少形成滤泡
非典型腺瘤	瘤细胞丰富，生长较活跃，有轻度非典型增生，可见核分裂象

甲状腺瘤与结节性甲状腺肿的比较

甲状腺瘤结节肿，病变性质不相同。

表 14-12　甲状腺瘤和结节性甲状腺肿的病理诊断鉴别要点

区别点	甲状腺瘤	结节性甲状腺肿
数量	多为单个	多结节，常双侧
包膜	完整	不完整
组织结构	较均匀一致，有各种类型	不均匀，滤泡大小不等，一般比正常大，邻近甲状腺与结节内有相似病变
周围甲状腺组织	远离腺瘤的甲状腺组织较正常，肿瘤旁的甲状腺组织有压迫现象，滤泡萎缩变小	结节旁的甲状腺组织无挤压现象

甲状腺癌

甲状腺癌四类型，乳头状癌居首位，滤泡癌与髓样癌，未分化癌最少见。

表 14-13　常见类型的甲状腺癌组织学特点和生物学行为

区别点	乳头状癌	滤泡癌	未分化癌	髓样癌
起源细胞	甲状腺滤泡上皮	甲状腺滤泡上皮	甲状腺滤泡上皮	滤泡旁细胞
发生率	居首位（60%）	居次位（20%～25%）	少见	较少见（5%～10%）
好发人群	青少年和女性	40岁以上女性	50岁以上中老年人，女性较多	40～60岁，部分为家族性遗传

区别点	乳头状癌	滤泡癌	未分化癌	髓样癌
肉眼特点	结节状，多无包膜，质较硬；切面灰白色，可有沙砾感；部分呈囊性，囊内壁不光滑，可见乳头	结节状，境界清楚，有不完整包膜，切面灰白、灰褐色，质软、常较细腻，可见数量不等的胶质	肿块较大，无包膜，与周围组织境界不清；切面灰白色，质硬，常伴有坏死、出血	结节状，可有假包膜；切面灰白或黄褐色，细腻、质软
组织学特点	纤细、分支多的真性乳头；癌细胞常有一定的异型性，核呈毛玻璃状，可见核沟和核内包涵体；间质内常可见沙砾体	分化好时与腺瘤相似，分化差时可有实性巢样区；瘤细胞增生活跃，可有一定异型性，最重要的特点是具有包膜、血管侵犯	癌细胞异型明显，伴明显多形性，癌细胞排列呈实性巢或肉瘤样，无明显的滤泡、腺样或乳头状结构	癌细胞呈一致的圆形或椭圆形；多排列成实性片状，也可排列成滤泡状或乳头状；间质有淀粉样物质沉积
免疫组化				
甲状腺球蛋白	阳性	阳性	阳性	阴性
keratin	阳性	阳性	阳性	
降钙素	阴性	阴性	阴性	阳性
生物学行为	低度恶性，以局部浸润和早期淋巴道转移为主，但远处转移发生较晚	低度或中度恶性，具有较明显的局部浸润现象，易发生早期血行转移	高度恶性，生长快，早期即可发生周围组织浸润和淋巴道或血道远处转移	低度或中度恶性肿瘤，以局部浸润为主，易发生淋巴道转移
预后	较好，10年存活率达80%，主要与肿瘤大小和有无远处转移有关，局部淋巴结转移与生存率无关	较乳头状癌差，10年存活率达34%，与肿瘤分化程度和有无远处转移有关	预后极差，多在1年内死亡	无转移者10年存活率为60%～70%，有转移者为42%，出现坏死、核分裂象多者预后差
恶性度	低	高	高	高
颈淋巴结	转移早	10%转移	早，50%转移	可有转移
远处转移	少	1/3有	迅速	可有

三、肾上腺疾病

肾上腺疾病

肾上腺若不正常，临床表现性有关。

表 14-14　肾上腺的疾病的临床表现

患者	临床表现
青春期前的女性	女性外生殖器官男性化，可以出现两性的生殖器官
青春期后的女性	阴蒂增大，男性型多毛症，声音变粗，月经不调
青春期前的男性	青春期早熟
青春期后的男性	无症状或奇异的少精液症

肾上腺皮质功能性疾病

肾上皮质功能病，亢进低下两类型。

表 14-15　肾上腺皮质功能性疾病

分类及疾病名称	病因	临床表现
肾上腺皮质功能亢进		
Cushing 综合征	① 垂体性：垂体肿瘤或下丘脑功能紊乱，分泌过多 ACTH 或 CRH ② 肾上腺性：肾上腺功能性肿瘤或增生长，分泌大量皮质醇 ③ 异位性：常见于小细胞性肺癌 ④ 医源性类库欣综合征：长期大量使用糖皮质激素	① 多见于成人、女性 ② 长期分泌过多糖皮质激素，促进蛋白质异质化、脂肪沉积，表现为满月脸、向心性肥胖、高血压、皮肤紫纹、多毛、糖耐量降低，月经失调、性欲减退，骨质疏松，肌内乏力
醛固酮增多症	① 原发性：多由功能性肾上腺肿瘤引起，少数由肾上腺皮质增生所致 ② 继发性：各种疾病引起肾素、血管紧张素分泌过多	高钠血症、低钾血症、高血压、血清中肾素降低、手足抽搐、肢端麻木等
肾上腺皮质功能低下		
急性肾上腺皮质功能低下	皮质大片出血坏死，血栓形成，重度感染，应激反应，突然停用皮质激素类药	血压下降、休克、昏迷等
慢性肾上腺皮质功能低下（艾迪生病）	双肾上腺结核和特发性肾上腺萎缩	皮肤和黏膜及瘢痕处黑色素沉着增多、低血糖、低血压、食欲缺乏、肌力低下、易疲劳、体重下降
特发性肾上腺萎缩	自身免疫性肾上腺炎	双肾上腺高度萎缩，皮质菲薄，有大量淋巴细胞和浆细胞浸润

✍ 引起 Cushing 综合征的病因

临床库兴综合征，发生原因有多种：长期服用皮质素，

垂体功能过亢进，ACTH 异位泌，肾上皮质肿瘤生。

表 14-16　引起 Cushing 综合征的病因

常见病因	说明
服用糖皮质激素患者	长期大量应用糖皮质激素引起的副作用，反馈性抑制垂体 ACTH 分泌，患者双侧肾上腺皮质反而萎缩
垂体性 Cushing 综合征	主要由垂体 ACTH 细胞瘤或 ACTH 细胞增生引起肾上腺皮质束状带增生
异位 ACTH 综合征	垂体以外的肿瘤（肺、甲状腺、胰）分泌过量有生物活性的 ACTH
肾上腺皮质腺瘤和腺癌	肿瘤自生性分泌过量的可的松（皮质素）
肾上腺腺瘤样增生	占少数病例

表 14-17　Cushing 综合征和醛固酮增多症的比较

区别点	Cushing 综合征	醛固酮增多症
病因	由糖皮质激素水平升高所致，原因包括垂体性（肿瘤、下丘脑功能紊乱）、肾上腺性（皮质功能性肿瘤/增生）、异位性（异位 ACTH 肿瘤）、医源性（长期使用糖皮质激素）因素等	醛固酮分泌过多所致综合征可分： ① 原发性（肾上腺功能性肿瘤/皮质增生） ② 继发性（与肾上腺以外疾病有关）
病理变化	双侧肾上腺皮质弥漫增生/肾上腺功能性腺瘤/腺癌的病理表现	① 肾上腺皮质腺瘤：单发，以球状带和束状带细胞构成 ② 肾上腺皮质增生：以球状带增生为主，少数为肾上腺皮质腺癌
临床表现	满月脸、向心性肥胖、水牛背、多毛、皮肤紫纹、高血压、低血钾、骨质疏松、生长发育障碍、性功能紊乱	高血压、低血钾、手足抽搐、肢端麻木等

✍ 肾上腺皮质功能低下

肾上皮质功能低，分为急慢两类型。

表 14-18　急性和慢性肾上腺皮质功能低下

区别点	急性肾上腺皮质功能低下	慢性肾上腺皮质功能低下
病因	多为败血症的合并症（沃-费综合征），以及血栓形成/栓塞、应激反应、长期使用糖皮质激治疗突然停药等	双侧肾上腺结核病、自身免疫病（特发性肾上腺萎缩）、肿瘤转移，或其他原因破坏肾上腺皮质

续表

区别点	急性肾上腺皮质功能低下	慢性肾上腺皮质功能低下
病理变化	肾上腺不同程度出血，皮、髓质细胞变性、坏死	除原发性疾病的病变外，肾上腺皮质细胞萎缩、变性和坏死；特发性者伴大量淋巴细胞和浆细胞浸润
临床表现	血压下降、休克、昏迷或死亡	皮肤、黏膜黑色素沉着增多，低血糖、低血压、食欲缺乏、体重减轻等

表 14-19　肾上腺皮质腺瘤与肾上腺皮质腺癌之比较

区别点	肾上腺皮质腺瘤	肾上腺皮质腺癌
肉眼	单发，有包膜，表面光滑，直径 1～5cm，对周围组织有压迫现象，切面金黄色或棕黄色，有小囊肿形成，很少坏死	瘤体一般较大，重量常超过 100 克，有不完整的包膜，可侵犯肾上腺周围组织或同侧肾，常见广泛出血、坏死
组织学	肿瘤细胞多为类似束状带含类脂质的透明细胞或由胞质红染的嗜酸性细胞构成，或者两种细胞混合存在，细胞排列成团，由富含毛细血管的少量纤维组织相隔	分化程度不一，分化好者与腺瘤难以区别，分化差者细胞异型性明显，并可见巨核、多核细胞，核分裂象多见，瘤细胞侵犯包膜及周围组织，但单纯细胞异型及巨核、多核细胞不能作为确诊恶性肿瘤的依据。
转移	不转移	常转移到腹主动脉旁淋巴结及肝肺等处
临床表现	多为非功能性，少数为功能性，可引起醛固酮增多症或 Cushing 综合征	多为功能性，常表现为女性男性化及肾上腺功能亢进

四、胰岛疾病

胰岛的内分泌功能

胰腺功能两部分：外分泌与内分泌。外分泌部泌胰液，胰岛则属内分泌。

内含细胞有四种，生长抑素 D 细泌，高血糖素 A 细胞，胰岛素由 B 细泌。

D 细调节 A 和 B，胰多胰由 PP 泌。

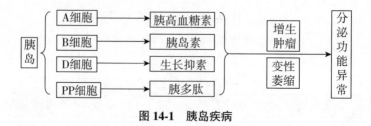

图 14-1　胰岛疾病

糖尿病的发病机制

胰岛受损功能低，胰岛素量少分泌，血糖不能入细胞，糖的利用出问题，
能量不足感饥饿，多食血糖高升起，血糖超过肾糖阈，渗透利尿会引起，
尿多脱水口感渴，大量饮水来救急，组织蛋白分解多，体重逐渐会降低，
脂肪动员生酮体，酸中毒时可昏迷。

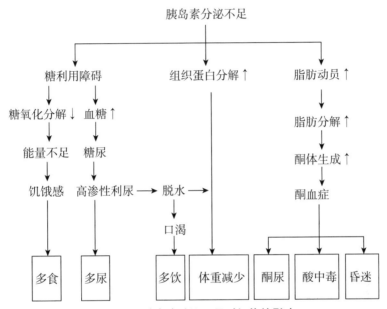

图 14-2 胰岛素分泌不足对机体的影响

糖尿病的病理变化及临床表现

胰岛浸润退行变，降糖激素分泌少，血糖升高有糖尿，症状"三多又一少"，
损伤神经骨和肝，血管眼肾亦不保，并发高压冠心病，感染失明亦见到。

表 14-20 糖尿病的病理变化及临床表现

部位	糖尿病病理变化	临床表现
胰岛	1 型：早期为非特异性胰岛炎，继而胰岛 B 细胞被破坏减少，胰岛体积变小，数目减少；纤维组织增生、玻璃样变 2 型：早期病变不明显，后期 B 细胞减少，胰岛淀粉样变性	胰岛素缺乏导致三大代谢紊乱，出现高血糖、糖尿 临床上表现为多饮、多食、多尿和体重减轻（三多一少）
血管	① 小血管：细、小动脉硬化改变，血管壁纤维素样变性，血管壁通透性增强，血栓形成或管腔狭窄 ② 大血管：大、中动脉出现严重 AS 或中层钙化	① 高血压 ② 相应组织或器官缺血、功能障碍和病变 ③ 冠心病、心肌梗死、脑萎缩、肢体坏疽等

续表

部位	糖尿病病理变化	临床表现
肾	① 肾体积增大 ② 结节性肾小球硬化 ③ 弥漫性肾小球硬化 ④ 肾小管－间质性损害 ⑤ 血管损害 ⑥ 肾乳头坏死	可出现：肾病综合征、肾炎综合征、肾盂肾炎表现，严重时可出现肾衰竭
视网膜	① 微小动脉瘤和小静脉扩张 ② 渗出水肿、微血栓形成及出血 ③ 增生性视网膜性病变	白内障或失明
神经系统	① 周围神经缺血性损伤 ② 脑细胞可发生广泛变性	肢体疼痛、麻木、感觉丧失、肌肉麻痹等
其他	皮肤黄色瘤、肝脂肪变和糖原沉积、骨质疏松、糖尿病性外阴炎及感染等	

糖尿病的分型

糖尿病分一二型，两型差别很分明。

表 14-21　1 型糖尿病 和 2 型糖尿病的区别

区别点	1 型糖尿病	2 型糖尿病
发病年龄	青少年	成人
发病缓急	起病急，病情重，发展快	起病隐匿，病情较轻，发展慢
发病机制	遗传性易感性因素和病毒感染诱发的针对 B 细胞的自身免疫病	与肥胖有关的胰岛素相对不足及组织对胰岛的不敏感
胰岛病变	早期胰岛炎，胰岛及间质内大量淋巴细胞浸润，胰岛变小数减少，纤维组织轻度增加	早期病变不明显，胰岛数目正常，无炎症细胞浸润，后期胰岛 B 细胞数目减少，间质内淀粉样物质沉积
血中胰岛素水平	明显降低	正常，增多或降低
抗胰岛素抗体	＋	－
酮症酸中毒	容易发生	不容易发生
胰岛素治疗	依赖性	非依赖性

糖尿病的常见并发症

糖尿病的中后期，容易发生并发症，动脉粥样性硬化，糖尿病性肾脏病，周围神经易受损，视网膜损可失明。

表 14-22　糖尿病常见并发症及其病变基础

并发症	病变基础
动脉粥样硬化	三大物质代谢紊乱，尤其是高脂血症及高血压是主要因素；因此可并发冠心病、心肌梗死、脑血栓及脑梗死、脑出血、肢体坏疽等并发症
糖尿病性肾病	包括结节性肾小球硬化、弥漫性肾小球硬化、肾乳头坏死等，肾微血管病变所致不良结局为肾衰竭、尿毒症
视网膜损伤	微血管病变所致，引起视物不明、失明，合并白内障
周围神经病变	微血管病变引起周围神经缺血性损伤

胰岛细胞瘤

胰岛细胞瘤六类，胰岛素瘤最常见。

表 14-23　各类型胰岛细胞瘤

分类	发生率	临床特点
胰岛素瘤	70%～75%	低血糖
胃泌素瘤	20%～25%	Zolliger-Ellison 综合征，即胃液过多，多发性消化性溃疡、腹泻
血管活性肠肽瘤	罕见	水样腹泻、低血钾、胃酸缺乏
高血糖素瘤	罕见	继发性糖尿病、游走性坏死性红斑，尿毒症
生长抑素瘤	罕见	糖尿病、胆石症、脂肪泻
胰多肽瘤	极罕见	腹痛、腹部肿块、体重减轻、腹泻、腹水等非特异性表现，不易被发现

表 14-24　胰岛细胞瘤的病理变化

	病理变化
肉眼	多为单个，体积较小，类圆形，界清，包膜完整或不完整，色浅灰红或暗红，质软、均质，可继发纤维组织增生、钙化、淀粉或黏液样变性和囊性变，好发部位依次为：胰尾→体→头部
镜下	瘤细胞排列形式多样：岛片状、脑回状、梁带状、腺管状或呈菊形团状、弥漫实性等，其间为毛细血管及胶原纤维分隔，并见黏液、淀粉样变性、钙化等改变；瘤细胞形似胰岛细胞，形态较一致，核分裂象少见

第十五章　神经系统疾病

一、神经系统疾病的基本病变

神经系统病理学特点

功能障碍之表现，定位诊断有作用。不同部位相同病，表现后果不相同。

颅内原发恶性瘤，很少转移留颅中。颅内病变性质异，引起后果可相同。

神经变性胶质增，发生仅在神经中。淋巴组织无固定，免疫细胞来血中。

解剖生理等特征，影响作用为双重。

表 15-1　神经系统病理学特点

神经系统病理学特点	说明
病变定位与功能障碍关系密切	临床上可做出病变的定位诊断
相同病变发生的部位不同，其表现及后果不同	如额叶前皮质区小梗死灶可无症状，若发生在延髓则可危及生命
颅内原发性恶性肿瘤很少发生颅外转移	但其他器官恶性肿瘤可转移到脑
颅内不同性质的病变常可导致相同后果	如出血、炎症、肿瘤均可引起颅内压增高
具有一些特殊的病变	如神经元变性、胶质细胞增生等
颅内无固定的淋巴组织	免疫活性细胞常来自血液循环
某些解剖生理特征具有双重影响	颅骨具有保护作用，又是引起颅内高压的重要因素

神经元的基本病变

急性坏死被红染，鬼影细胞是别名；单纯神经元萎缩，中央尼氏体溶解；

胞质包涵体形成，神经元纤维变性。

表 15-2　神经元的基本病变

	形态特点	常见原因
神经元急性坏死（红色神经元）	神经元的凝固性坏死，神经元核固缩，胞质尼氏体（Nissl body）消失，胞质红染，残留细胞又称鬼影细胞	急性缺血缺氧、感染、中毒

续表

	形态特点	常见原因
单纯性神经元萎缩	神经元胞体缩小，核固缩，无明显的尼氏体溶解，不伴炎症反应；晚期可见胶质细胞增生	神经系统慢性退行性疾病
中央性尼氏小体溶解	神经元肿胀、变圆、核偏位，胞质中央的尼氏体崩解消失，胞质呈苍白均质状	病毒感染、缺氧、维生素B缺乏
神经元胞质内包涵体形成	细胞质或核内出现蛋白质的堆积，对疾病有诊断意义；如黑质神经元胞质中 Lewy 小体（Parkinson 病），锥体细胞胞质中 Negri 小体（狂犬病），病毒包涵体	病毒感染、变性疾病
神经原纤维变性或神经原纤维缠结	神经原纤维变粗在胞核周围凝结卷曲呈缠结状	Alzheimer 病、Parkinson 病

神经纤维的基本病变

Waller 变性脱髓鞘，神经纤维有病了。

表 15-3　神经纤维的基本病变

	形态特点	常见原因
Waller 变性	分为三个阶段：轴索断裂崩解、髓鞘脱失和细胞增生反应（吞噬细胞）	神经纤维被切断
脱髓鞘	髓鞘板层分离、肿胀、断裂、崩解成脂质小滴，进而完全脱失，轴索相对保留	原发、继发性脱髓鞘

神经胶质细胞的基本病变

嗜神经细胞现象，吞噬坏死之神经；吞噬之后含脂滴，格子泡沫细胞称；

多个胶 C 绕神经，卫星现象可形成；反应性的胶质化，胶质瘢痕来形成；

胶细局灶性增生，胶质结节是名称。

表 15-4　神经胶质细胞的基本病变

	细胞类型	形态特点	常见原因
噬神经细胞现象	小胶质细胞	坏死的神经元被增生的小胶质细胞或巨噬细胞吞噬（蚕食状）	病毒感染（乙型脑炎）
胶质结节	小胶质细胞	局灶性增生的小胶质细胞形成细胞结节	病毒感染（乙型脑炎）
格子细胞或泡沫细胞	小胶质细胞	小胶质细胞或巨噬细胞吞噬神经组织崩解产物后，胞体增大，胞质中出现大量小脂滴，呈空泡状	各种神经元损伤
卫星现象	少突胶质细胞	神经元胞体被 5 个以上的少突胶质细胞所围绕	各种退行性疾病
反应性胶质化与胶质瘢痕	星形胶质细胞	星形胶质细胞增生肥大，形成大量胶质纤维	缺氧、感染、中毒、低血糖

二、神经系统疾病常见并发症

 中枢神经系统疾病常见并发症

中枢神经并发症，常见类型有四种：
颅内高压及脑疝，脑积水与脑水肿。

表 15-5　中枢神经系统疾病常见并发症

并发症	说明
颅内压升高	侧卧位时脑脊液压持续超过 2kPa；主要由颅内占位性病变和脑积水所致，表现为头痛、呕吐、眼底视盘水肿、意识障碍、血压升高及反应性脉搏变慢和脑疝形成，甚至死亡
脑疝形成	颅内压升高，使脑组织嵌入脑内的分隔和颅骨孔道，如扣带回疝、海马沟回疝、枕骨大孔疝，受压处脑组织发生出血和坏死
脑水肿	脑组织内液体过多贮积使脑体积增大，常见的有血管源性（血管通透性增高）和细胞毒性（细胞膜通透性增高）两种类型脑水肿
脑积水	由于脑脊液循环通路阻塞、脑脊液生成过多或吸收障碍，脑室系统内脑脊液含量异常增多伴脑室持续性扩张的状态，可造成脑组织压迫性萎缩、颅内压增高和脑疝形成

颅内压升高

颅内占位性病变，或者严重脑积水，导致颅内压升高，引起后果很危险，头痛呕吐血压升，脑疝形成也可见。

表 15-6　颅内压升高

概况	说明
病因	颅内占位性病变（脑出血、脑梗死、肿瘤、炎症）
类型	① 弥漫性 ② 局限性
分期	① 代偿期：通过反应性血管收缩使颅内血容量和脑脊液容量相应减少，增大颅内空间 ② 失代偿期：颅内容物继续增大超过颅腔所能容纳的程度，可引起头痛、呕吐、血压升高、脑疝形成 ③ 血管运动麻痹期：脑缺氧，继而引起血管运动麻痹，可导致死亡

脑疝的类型

海马回沟扣带回，小脑扁桃易生疝。

表 15-7　脑疝的类型

脑疝的类型	说明
扣带回疝（大脑镰下疝）	一侧大脑半球占位病变引起中线的对侧移位，同侧的扣带回压向大脑镰下，致使大脑前动脉分支受压
海马沟回疝（小脑天幕疝）	海马沟回压向小脑天幕游离缘，致使第 Ⅲ 对脑神经和大脑后动脉受压
小脑扁桃体疝（枕骨大孔疝）	颅内高压或后颅凹占位性病变将小脑和延髓推向枕骨大孔并向下移位，脑干受压，影响生命中枢

脑水肿的类型

血管源性脑水肿，血管壁的通透增，细胞毒性脑水肿，水钠潴留细胞中。

表 15-8　脑水肿的类型

类型	血管源性脑水肿	细胞毒性脑水肿
发生原因	肿瘤、出血、外伤、炎症	缺氧中毒
发生机制	血管壁通透性增加：血 - 脑脊液屏障障碍，血液中液体大量进入脑组织间隙	细胞膜 Na^+-K^+-ATP 酶失活，细胞内水钠潴留

续表

类型	血管源性脑水肿	细胞毒性脑水肿
光镜	脑组织疏松，细胞和血管周围间隙变大，白质变化明显	细胞体积增大，胞质淡染，细胞外间隙减小
电镜	细胞外间隙增宽，星形胶质细胞足突肿胀	仅见细胞肿胀

两者肉眼观为脑体积和重量增加，脑回宽而扁平，脑沟浅而窄，白质水肿明显，脑室缩小，重者常伴脑疝形成。

脑积水

脑室系统脑脊液，含量过多脑积水。脑室扩张脑受压，若发脑疝很危险。

表 15-9　脑积水

概况	说明
原因	① 脑脊液循环通路阻塞，如肿瘤、寄生虫、炎症、外伤、畸形 ② 脑脊液产生过多或吸收障碍，如脉络丛乳头状瘤
特点	脑室扩张，脑组织受压，脑实质萎缩
结局	智力减退、肢体瘫痪、颅内压增高、脑疝

三、中枢神经系统感染性疾病

病原体侵入中枢神经系统的途径

病菌入脑四途径，局部感染或血源，可沿神经到中枢，直接感染因创伤。

表 15-10　病原体侵入中枢神经系统途径

侵入途径	举例
血源性感染	如脓毒败血症的感染性栓子等
局部扩散	如颅骨开放性骨折、乳头炎、中耳炎、鼻窦炎等
直接感染	如创伤或医源性（腰椎穿刺）感染
经神经系统感染	如狂犬病病毒可沿周围神经系统进入中枢神经系统，单纯疱疹病毒可沿嗅神经、三叉神经系统侵入中枢神经系统，乙型脑炎病毒可进入中枢神经系统

脑膜炎的分类

按照部位分两类，软脑膜炎硬膜炎，按病原体分三类，化脓性的脑膜炎，淋巴细胞性脑膜炎，肉芽肿性脑膜炎。

表 15-11 脑膜炎的分类

分类依据	脑膜炎
按部位分类	① 硬膜炎 ② 软脑膜炎（常波及软脑膜、蛛网膜、脑脊液）
按病原体分类	① 化脓性脑膜炎：多由细菌引起 ② 淋巴细胞性脑膜炎：多由病毒引起 ③ 慢性肉芽肿性脑膜炎：多由结核分枝杆菌、梅毒螺旋体、布鲁斯杆菌及真菌引起

脑膜刺激征

颈项强直角弓张，屈髋伸膝通难当。

表 15-12 脑膜刺激征的表现及产生机制

脑膜刺激征的表现	产生的机制
颈项强直（婴幼儿出现角弓反张）	炎症及渗出物或积血、肿瘤细胞累及脊髓神经根周围蛛网膜和软脑膜时，使神经根通过椎间孔处受压，颈背部肌肉运动时会因神经根牵拉而引起神经根性疼痛，颈项强直和角弓反张是颈背部肌肉保护性痉挛，以防止神经牵拉
屈髋伸膝征（Kerning 征）阳性	当屈髋伸膝时，因骶段神经根受压，坐骨神经受牵引而引起疼痛，Kerning 征呈阳性反应

引起脑膜刺激征常见的原因是各种因素引起的脑膜炎、病毒性脑炎、蛛网膜下腔出血或肿瘤浸润等。

流行性脑脊髓膜炎的病理变化

典型流脑分三期，出现上感最为先，败血症期见瘀斑，最后定位脑膜炎。

表 15-13 流行性脑脊髓膜炎的病理变化

病理变化分期	主要表现
上呼吸道感染期	出现上呼吸道感染症状，主要病理改变为黏膜充血、水肿，少量中性粒细胞浸润和分泌物增多
败血症期	表现为高热、头痛、呕吐和皮肤黏膜瘀斑
脑膜炎症期	表现为脑膜刺激症状（颈项强直，角弓反张）、颅内压增高症状，脑膜及脑脊液化脓性改变

🦚 脑脓肿

脑脓肿属化脓炎，单或多个坏死灶，实质结构全破坏，正常结构见不到。

表 15-14　脑脓肿与流行性脑脊髓膜炎的比较

	流行性脑脊髓膜炎（简称流脑）	脑脓肿
病因	脑膜炎双球菌	葡萄球菌、链球菌等需氧菌
发病部位	脑脊髓膜	脑实质各个部位
好发时间	冬春季	无
传播途径	呼吸道	血源性、直接感染蔓延
病变性质	急性化脓性炎症（表面化脓）	急性化脓性炎症（脓肿）
病理特点	脑脊髓膜血管高度扩张充血，蛛网膜下腔内充满灰黄色渗出物；镜下，蛛网膜血管高度扩张充血，腔内有大量中性粒细胞浸润及浆液、纤维素渗出，少量淋巴细胞、单核细胞浸润	单个或多个局限性坏死灶，脑组织结构消失；急性脓肿发展快，境界不清，无包膜形成，可向四周扩大，甚至破入蛛网膜下腔或脑室；慢性脓肿边缘可形成纤维包膜，境界清楚
临床病理联系	脑膜刺激症状；颅内压升高症状；脑脊液呈混浊或脓性，涂片及培养均可找到脑膜炎双球菌	颅内压升高症状；局灶性症状
结局	①大多数患者可痊愈 ②后遗症：脑积水、脑神经受损麻痹、脑底部动脉炎所致相应部位脑梗死	①小病灶可吸收扩散 ②后遗症：脑室炎、脑膜炎

少数儿童患者起病急，病情危重，称为暴发性流脑，有两型：①暴发性脑膜炎双球菌败血症——全身中毒症状严重，脑膜炎症状较轻；②暴发性脑膜脑炎——脑膜及脑组织同时受累。

🦚 中枢神经系统病毒性感染的特点

病毒种类比较多，致病部位可不同，

组织充血与水肿，病理变化相雷同：

胞内出现包涵体，血管周围有浸润，

神经变性与坏死，胶质结节可形成。

表 15-15　中枢神经系统病毒性感染的特点

特点	说明
病毒种类多，每种病毒有选择性	①细胞选择性：如脊髓灰质炎→前角运动神经元，狂犬病→小脑和海马神经元 ②定位选择性（位于大脑、小脑或脊髓）

特点	说明
有共同病变	① 脑膜、脑实质充血、水肿
	② 淋巴细胞血管周围浸润
	③ 感染病毒的细胞质或核内出现包涵体
	④ 受累神经元变性坏死（神经元被吞噬现象），胶质纤维变性崩解，筛状软化灶形成
	⑤ 小胶质细胞或星形细胞性胶质结节形成

流行性乙脑膜炎的病理变化

主要累及脑实质，皮质基底核最重。脑回增宽沟变浅，软膜充血与水肿。

粟粒大小坏死灶，散在分布于脑中。神 C 变性与坏死，胶质细胞可增生。

表 15-16 流行性乙型脑炎的病理变化

观察方法	病理变化
肉眼观	主要累及脑实质，以大脑皮质、基底核、视丘最为严重；软脑膜充血、水肿，脑回变宽，脑沟变浅；切面见散在粟粒或针尖大的软化灶
镜下	① 脑血管改变和炎症反应：血管周围间隙增宽，以淋巴细胞为主的炎细胞围绕血管呈袖套状浸润——淋巴细胞套
	② 神经细胞变性坏死：出现卫星现象和噬神经细胞现象
	③ 软化灶形成：神经组织发生局灶性坏死液化，形成质地疏松，染色较淡的镂空筛网状软化灶
	④ 胶质细胞增生：形成胶质结节

表 15-17 流脑、乙脑与结核性脑膜炎的比较

	流脑	乙脑	结核性脑膜炎
年龄	小儿	小儿	儿童多见
病因	脑膜炎双球菌	乙脑病毒	结核杆菌
传播途径	呼吸道传染病	虫媒传染病	常由原发性肺结核经血道播散
病变部位	脑顶部	脑实质（大脑皮质基底节）	脑底部（脑桥、脚间池、视交叉）
病变性质	化脓性炎	变质性炎	肉芽肿性炎
脑脊液内炎症细胞	中性粒细胞	淋巴细胞、单核细胞	淋巴细胞、单核细胞

续表

	流脑	乙脑	结核性脑膜炎
临床表现	颅内高压、脑膜刺激征	病毒血症，颅神经核细胞损伤症状，如颅内高压、脑水肿、脑疝	发热、颅内高压症状
结局	多数能治愈，少数转变为慢性	多数能治愈，严重者可出现脑疝、呼吸衰竭、循环衰竭	多数能治愈，少数可出现蛛网膜粘连、脑积水

狂犬病

恐水病因疯狗咬，尼格小体见脑C，狗咬赶快注疫苗，莫待病发才着急。

表 15-18　狂犬病

狂犬病	说明
病因	狂犬病毒
发病机制	被带病毒动物（狗、猫）咬伤，病毒经运动终板和周围神经逆行到中枢神经系统并扩散
病理改变	① 肉眼：脑无明显改变 ② 光镜：呈脑炎改变，神经元胞质中出现特征性 Negri 小体（圆形或椭圆形，嗜伊红染色）
临床表现	激惹、恐水、喉痉挛等，最终因昏迷、呼吸和循环衰竭致死，潜伏期为数周或数年

海绵窦状病

海绵窦状病多种，感染朊蛋白引起，中枢神经退行变，大量空泡见脑C.

表 15-19　海绵窦状病

海绵窦状病	说明
定义	是一组由朊蛋白感染引起的，以中枢神经系统海绵状慢性退行性变为特征的疾病
包括疾病	克雅病、库鲁病、致死性家族性失眠症、疯牛病、羊瘙痒症、Gerstromann-Straussler 综合征
病因	β- 折叠构型的异常结构朊蛋白感染
发病机制	PrP^{SC} 不能被降解，具备传染性，可将宿主正常朊蛋白（PrP）复制成 PrP^{SC}，导致神经系统病变

续表

海绵窦状病	说明
病理改变	① 肉眼：大脑萎缩，主要累及大脑皮质 ② 光镜：神经元细胞内及神经毡出现大量空泡，呈海绵状外观，伴有不同程度的神经元缺失和反应性星形胶质化，但无炎症反应 ③ 电镜：空泡内含有与细胞膜碎片相似的卷曲结构
临床表现	步态异常、共济失调、痴呆等

四、神经系统变性疾病

阿尔茨海默（Alzheimer）病的病理变化

大脑萎缩重量轻，镜下可见老年斑，神经原纤维缠结，颗粒空泡状变性，Hirano 小体形成，见于海马锥体 C。

帕金森（Parkinson）病（震颤麻痹）

震颤麻痹有症状，肌肉紧张性增强，随意运动明显少，常有静止性震颤。基本病变在黑质，DA 递质功能损，纹状体内胆碱能，功能活动相对增。左旋多巴可治疗，亦用 M-R 拮抗剂。

表 15-20　Alzheimer 病与 Parkinson 病的异同点

内容	Alzheimer 病	Parkinson 病
不同点		
临床表现	进行性精神状态衰变，包括记忆、智力、定向、判断能力、情感障碍和行为失常，甚至发生意识模糊等	震颤、肌强直、运动减少、姿势及步态不稳、起步及止步困难、假面具样面容，某些患者晚期可出现痴呆等症状
发病机制	不明	纹状体黑质多巴胺系统损坏
大体	额叶、顶叶及颞叶显著萎缩	黑质、蓝斑及迷走神经运动核脱色
组织学	老年斑、神经原纤维缠结、颗粒空泡变性、Hirano 小体形成	黑质和蓝斑等黑色素细胞丧失、残留的神经细胞中有 Lewy 小体形成
共同点		
病因	不明	
病变性质	中枢神经系统的变性疾病	
病变特点	选择性地累及某些功能系统的神经细胞	
发病年龄	一般在 50 岁以后	
病程	缓慢起病，进行性发展，病程在 5 年以上	

五、脱髓鞘疾病

急性播散性脑脊髓膜炎与急性坏死出血性白质脑炎

急性播散性脑炎，发病原因有两种：病毒感染或接种，白质深层损伤重。
坏死出血性脑炎，常因休克或过敏，中枢神经脱髓鞘，炎症细胞有浸润。

表 15-21　急性播散性脑脊髓膜炎与急性坏死出血性白质脑炎的比较

类型	急性播散性脑脊髓膜炎	急性坏死出血性白质脑炎
病因	病毒感染或疫苗接种	败血性休克和过敏反应的并发症
好发部位	以白质深层和脑桥腹侧多见	多见于大脑半球和脑干，呈灶性分布
发病机制	与髓鞘碱性蛋白所致的自身免疫病有关	可能与免疫复合物沉积和补体激活有关
病理改变	静脉周围脱髓鞘伴炎性水肿，和以淋巴细胞、巨噬细胞为主的炎症细胞浸润；轴索一般不受累；软脑膜中可有少量淋巴细胞、巨噬细胞浸润	脑肿胀伴白质点状出血；小血管局灶性坏死伴周围球形出血，血管周围脱髓鞘伴中性粒细胞、淋巴细胞、巨噬细胞浸润；坏死较广泛

多发性硬化症

多发性的硬化症，变态反应有关联，中枢神经多部位，脱髓鞘为主病变。

表 15-22　多发性硬化症

多发性硬化症		说明
病因		不明，可能与遗传、人文地理和感染因素有关
发病机制		可能与多种因素诱发的变态反应有关
病理变化		
	肉眼	可累及大脑、脑干、脊髓、视神经等部位；病灶呈圆形或不规则，大小不一，数目不等，新鲜病灶呈淡红色或半透明状，陈旧病灶呈灰白色，质地较硬
	光镜	脱髓鞘为主要变化；早期静脉周围脱髓鞘，伴血管周围单核细胞和淋巴细胞浸润；病灶中髓鞘变性崩解呈颗粒状，有泡沫细胞，病灶边缘常有多量单核细胞浸润；部分轴索变性或消失；星形胶质细胞反应性增生明显；晚期病灶胶质化，成为硬化斑；可出现脱髓鞘区和有髓鞘区相互交替现象，形成同心圆结构
临床表现		肢体无力、感觉异常、痉挛性瘫痪、共济失调、眼肌麻痹、膀胱功能障碍等

六、缺氧与脑血管病

缺血与脑血管病

脑C贮能量很少，代谢活跃消耗大。全靠血液来供应，对血依赖程度大。缺血引起脑损伤，称为缺血性脑病，血管阻塞脑梗死，阻塞性脑血管病。

表 15-23　缺血性脑病与阻塞性脑血管病的比较

类型	缺血性脑病	阻塞性脑血管病
病因	低血压、心搏骤停、失血、低血糖及窒息等引起的脑损伤	血管阻塞引起局部血供中断引起脑梗死
类型	①层状坏死型：皮质神经元坏死、脱失、胶质化 ②海马硬化型：海马锥体细胞损伤、脱失、胶质化 ③边缘带梗死型：形成向心性C形分布梗死灶	①血栓性阻塞：粥样斑块、附壁血栓阻塞血管 ②栓塞性阻塞：全身各处栓子阻塞血管，心源性居多，临床表现急骤，预后较差
病理改变	中央型尼氏体溶解和坏死，髓鞘和轴突崩解，星形胶质细胞肿胀；1～2天出现脑水肿，中性粒细胞和巨噬细胞浸润，出现泡沫细胞；第4天星形胶质细胞明显增生及有修复反应；约30天形成蜂窝状胶质瘢痕	脑梗死有贫血性和出血性之分；脑梗死数小时后，梗死区灰质暗淡，灰白质界线不清；2～3天后，局部水肿，夹杂有出血点；1周后，坏死组织软化，液化形成蜂窝状囊腔；病变与缺血性脑病基本一致

脑出血的类型

脑出血可分三类：脑内出血第一名，蛛网膜下腔出血，二者均有混合型。

表 15-24　脑出血类型比较

类型	脑内出血	蛛网膜下腔出血	混合型出血
常见原因	高血压病、血液病、血管瘤破裂	青年人为先天性球性动脉瘤破裂；老年人为动脉粥样瘤破裂	脑内动静脉畸形
发生部位	脑内各个部位，基底核、脑桥、小脑	蛛网膜下腔	脑实质内、蛛网膜下腔
病理特点	脑组织灶状坏死	蛛网膜下腔出血	脑组织灶状坏死、蛛网膜下腔出血
症状和体征	取决于出血的部位和出血范围	同左	同左
主要临床表现	突发性剧烈头痛，随即频繁呕吐、意识模糊，进而昏迷	突发性剧烈头痛，脑膜刺激症状和血性脑脊液	两者兼有
死亡原因	多并发脑室内出血或严重的脑疝	颅内血管严重痉挛，进而导致脑梗死	两者兼有

七、神经系统肿瘤

神经系统常见肿瘤

神经系统之肿瘤，均有原发与转移，分为中枢与周围，生物行为分四级，
Ⅰ级Ⅱ级预后好，预后较差Ⅲ Ⅳ级。

表 15-25 神经系统常见肿瘤

中枢神经系统肿瘤	周围神经肿瘤	转移性肿瘤
胶质瘤 　星形胶质细胞瘤 　少突胶质细胞瘤 　室管膜细胞瘤	神经鞘膜肿瘤 　神经鞘瘤 　神经纤维瘤	肺癌转移
脉络丛乳头状瘤	神经细胞源性肿瘤 　神经母细胞瘤 　节细胞神经瘤	乳腺癌转移等
原始神经上皮源性肿瘤 　髓母细胞瘤		
脑膜瘤		
松果体肿瘤		
垂体肿瘤		

颅内原发肿瘤

颅内原发瘤数种，病理变化不相同。

表 15-26 颅内原发肿瘤

病名	发病率	年龄	部位	形态学	生存期
星形胶质细胞肿瘤	30%	年龄越大，肿瘤恶性程度越高	中枢神经系统任何部位	根据细胞密度、核分裂象、微血管增生和假栅栏状坏死分为： 毛细胞型星形细胞瘤（WHO Ⅰ级） 弥漫型星形细胞瘤（WHO Ⅱ级） 间变型星形细胞瘤（WHO Ⅲ级） 胶质母细胞瘤（WHO Ⅳ级）	 长 6～8年 2～5年 <1年
少突胶质肿瘤	4.2%	成人	大脑皮质浅层	细胞大小一致、有核周空晕、鸡爪样血管、砂粒体形成，分为： 少突胶质瘤（WHO Ⅱ级） 间变型少突胶质瘤（WHO Ⅲ级）	 15年左右 4～5年

续表

病名	发病率	年龄	部位	形态学	生存期
室管膜肿瘤	常见	儿童青少年	脑室系统，四脑室多见	瘤细胞围绕血管形成假菊形团，或排列成腺状裂隙状形成真菊形团，根据有无坏死、核分裂象多少分为： 室管膜瘤（WHO Ⅱ级） 间变型室管膜瘤（WHO Ⅲ级）	 57%>5年 55%>5年
髓母细胞瘤	常见	儿童多见	小脑	瘤细胞核呈圆形或梭形，深染，排列呈菊形团，向神经母细胞、节细胞和胶质分化（WHO Ⅳ级）	50%~70% 5年
中枢神经细胞瘤和脑室外神经细胞瘤	少见	平均29岁	侧脑室或脑实质	由形态一致伴神经元分化的圆形细胞构成	较长
脑膜瘤	13%	中年人	硬脑膜	上皮样细胞呈同心圆漩涡状排列，纤维性细胞呈束状编织状排列，常有沙砾体，大部分脑膜瘤为WHO Ⅰ级，复发率达7%~20%，有些亚型如不典型脑膜瘤相当于WHO Ⅱ级，复发率达29%~52%，间变型脑膜瘤（WHO Ⅲ级）的复发率达50%~94%	

周围神经肿瘤

周围神经两肿瘤：神经鞘瘤纤维瘤。

表 15-27 周围神经瘤

	神经鞘瘤（neurilemmoma）或施万细胞瘤或神经膜细胞瘤	神经纤维瘤（neurofibroma）
好发部位	椎管、听神经	皮肤和皮下组织
肉眼特点	呈圆形或分叶状，界限清楚，包膜完整，切面灰白色或灰黄色，可见漩涡状结构	肿瘤境界清楚，无包膜，切面灰白，质实，可见漩涡状纤维
镜下特点	① 属于 WHO Ⅰ级 ② 可见两种组织结构，束状型（Antoni A型）及网状型（Antoni B）	① 属于 WHO Ⅰ级 ② 肿瘤组织由增生的神经膜细胞和成纤维细胞构成，交织排列，伴大量网状纤维、胶质纤维及疏松的黏液样基质
恶性变	极少见	比较常见

颅内转移性肿瘤

颅内转移性肿瘤，常因肺癌乳腺癌。

表 15-28　颅内转移性肿瘤

颅内转移性肿瘤	说明
发生率	约占脑肿瘤的 20% 以上
转移途径	血行转移、直接蔓延
转移形式	① 转移结节：多见于皮质和白质交界处及脑的深部 ② 软脑膜癌病：肿瘤细胞沿蛛网膜下腔弥漫性浸润 ③ 脑炎性转移：弥漫性血管周围瘤细胞浸润
易发生脑转移的肿瘤	依次为肺癌、乳腺癌、恶性黑色素瘤、胃癌、结肠癌、绒毛膜上皮癌；颅内原发性肿瘤极少发生颅外转移

第十六章 传 染 病

一、结核病

🖎 结核分枝杆菌引起的免疫反应和变态反应

结核杆菌侵人体，变态反应第Ⅳ型，引起慢性肉芽肿，带菌免疫是特征。

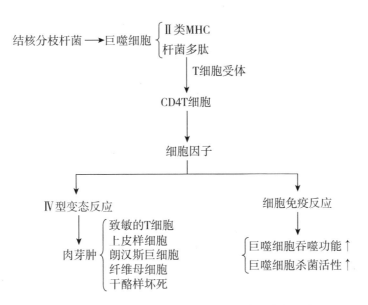

图 16-1   结核分枝杆菌引起的免疫反应和变态反应

结核病是由结核分枝杆菌引起的慢性肉芽肿性炎症；全身各器官均可发生，但以肺结核最常见；典型病变为结核结节形成伴有不同程度干酪样坏死

🖎 结核病的基本病变

渗出浆液巨噬C，结核结节增殖性，坏死脂多黄松软，状如干酪有特异。

表 16-1   结核病的基本病理变化

基本病理变化	病变特点	说明
以渗出为主的病变	为浆液性或浆液纤维素性炎，好发于肺、浆膜、滑膜和脑膜等	早期病灶内有中性粒细胞浸润，很快被吞噬细胞取代；渗出液和巨噬细胞内可查见结核分枝杆菌

续表

基本病理变化	病变特点	说明
以增生为主的病变	有结核结节形成	结核结节由上皮样细胞、朗汉斯巨细胞及外周聚集的淋巴细胞和少量成纤维细胞组成、典型的结核结节中有干酪样坏死
以坏死为主的病变	有干酪样坏死	结核坏死灶中含有较多脂质、呈淡黄色、均匀细腻，质地较实，状似奶酪；镜下为红染无结构的颗粒状物

结核基本病变与机体的免疫状态

人若患上结核病，三种病变较常见；渗出坏死及增生，免疫功能相关联。
机体免疫功能低，渗出坏死是表现；菌量较多毒力大，变态反应较强烈；
渗出浆液纤维素，干酪坏死主病变。机体免疫功能强，增生为主是表现，
菌量较少毒力低，结核结节是特点。

表 16-2　结核病基本病变与机体的免疫状态

病变	机体状态		结核分枝杆菌		病理特征	转化	
	免疫力	变态反应	菌量	毒力		愈合	恶化
渗出为主	低	较强	多	强	浆液性或浆液纤维素性炎	吸收、消散、纤维化	浸润进展、溶解播散
增生为主	较强	较强	少	较低	结核结节	纤维化	
坏死为主	低	强	多	强	干酪样坏死	纤维化, 纤维包裹及钙化	

结核病的转化规律

渗少吸收散无踪，结节机化纤维充。包裹钙化坏死灶，渗出扩大病加重。
干酪坏死若溶解，播散排出呈空洞。

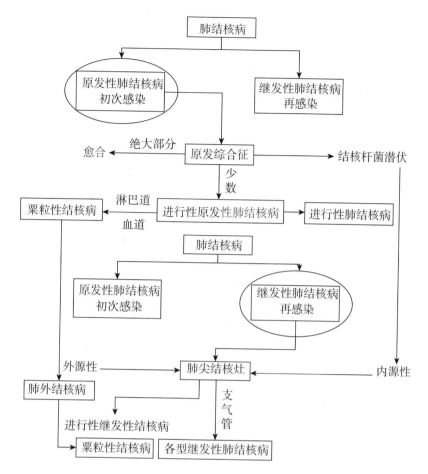

图 16-2 肺结核病的发展及转化

原发性肺结核

多见小儿肺中心，管连肺门哑铃样。多数程短易吸收，重者血播粟粒状。

表 16-3 原发性肺结核的病理变化特点——原发综合征

病理变化	说明
肺原发病灶	在肺上叶下部或肺下叶上部近胸膜处形成直径 1～1.5cm 大小的灰白色炎性实变灶，病灶中央多有干酪样坏死
淋巴管炎	为结核性淋巴管炎，该淋巴管与肺原发病灶、肺门淋巴结结核病灶相连
肺门淋巴结结核	肺门淋巴结肿大和干酪样坏死

原发综合征的临床症状和体征常不明显；大部分痊愈，少数可恶化进展。

继发性肺结核

继发性的肺结核，临床可分六类型。局灶型的肺结核，肺尖部位易发生；
浸润型的肺结核，干酪坏死活动性；慢性纤维空洞型，厚壁空洞开放性；
干酪性肺炎较重，干酪坏死是特征；结核球位肺上叶，坏死灶外纤增生；
结核性的胸膜炎，分为干湿两类型。

表 16-4 继发性肺结核各型比较

型别	大体	镜下	X 线	临床特征
局灶型肺结核	位于肺尖部，直径0.5～1cm，界清，圆形病灶	以增生为主，病变形成典型结核结节	肺部单个边缘清楚、结节状阴影	无明显症状，属无活动性肺结核
浸润型肺结核	位于肺尖部或锁骨上下区，直径2～3cm，圆形、界不清，干酪样坏死物排出后可见局部急性空洞	以渗出为主，肺泡内充满浆液、单核、淋巴及少量中性粒细胞，中央为干酪样坏死物	肺尖部及锁骨上、下区，见边缘模糊云絮状阴影	结核中毒症状，如盗汗、潮热、乏力、咳嗽、咯血等症状，可治愈或病灶扩大引起播散
慢性纤维空洞型肺结核	右肺上叶多见，一至多个不规则厚壁空洞，越向下越新鲜；对侧肺亦可见播撒灶	洞壁分3层：内层为干酪样坏死物，中层为结核性肉芽组织，外层为致密纤维组织	肺内有一至多个厚壁空洞，自上而下，新旧不一	结核中毒症状，并向外排菌，可引起大咯血、窒息及肺广泛纤维化等
干酪样肺炎	肺叶肿大、实变、黄色干酪样，切面可见多个薄壁空洞，边缘不齐，周围无纤维组织	干酪样坏死物，浆液、纤维素性渗出物，巨噬细胞充满肺泡腔	肺大叶或双肺散在分布、实变、致密阴影，其间见蜂窝状透明区	中毒症状明显，高热、咯血、咳嗽、咳痰或引起窒息，病死率极高
结核球	孤立、纤维组织包裹，境界分明，球形，干酪样坏死灶，直径2～5cm，多位于肺上叶近胸膜处，切面灰白，同心层状	见多个结核病灶融合，周围纤维组织包裹	肺内孤立、球形、致密阴影；境界清楚，易与肺癌相混淆	无症状，可多年不活动，抵抗力降低时，可引起结核病灶播散
结核性胸膜炎	①渗出性：浆液性、纤维素性渗出物呈淡黄或血性，胸膜上见结核粟粒灶 ②增生性：多为局限性胸膜增厚，粘连	浆液、纤维素、红细胞等可在渗出物中见到，也可在胸膜处见到结核结节	胸水征或胸膜粘连征	胸痛、呼吸困难、心脏移位及结核中毒症状

肺结核急性空洞与慢性空洞的比较

肺结核若有空洞，可分急慢两类型。

表 16-5 肺结核急性空洞与慢性空洞的区别

区别点	急性空洞	慢性空洞
形成原因	浸润性肺结核、干酪性肺炎	慢性纤维空洞性肺结核
洞壁厚度	薄壁空洞	厚壁空洞
洞壁病变	干酪样坏死及结核性肉芽组织	干酪样坏死，结核性肉芽组织、纤维组织
结局	①经支气管播散 ②较小空洞可形成瘢痕 ③较大空洞转变成慢性空洞	①经支气管播散 ②开放性愈合 ③肺硬化，肺心病
传染性	有	

表 16-6 结核球、肺癌、炎性假瘤的区别

区别点	结核球	肺癌	炎性假瘤
发病年龄	多见于年轻人	多见于老年人	中、老年人
病灶部位	病灶位于肺上叶	病灶多位于肺门部	多位于肺的下叶病灶
病灶特点	<3cm 边界清但不均匀	病灶 >3cm 边界不清	大小不一
周围组织变化	周围肺组织有肺不张	有肺门淋巴结肿大	有明显变化
病史	有结核病史	多有长期吸烟史	有肺及支气管炎史

原发性与继发性肺结核的区别

原发继发肺结核，二者之间有差别。

表 16-7 原发性和继发性肺结核的区别

区别点	原发性肺结核	继发性肺结核
感染情况	初次感染结核分枝杆菌	再次感染结核分枝杆菌
机体免疫状态	对结核分枝杆菌无免疫力	对结核分枝杆菌有免疫力
发病机制	主要与结核分枝杆菌的侵袭力和菌体脂质成分引起的炎症反应有关	与结核分枝杆菌的侵袭力和菌体脂质及蛋白质引起的非特异性炎和变态反应有关
好发年龄	儿童	成年人
起始部位	上叶下部，下叶上部近胸膜处	肺尖部

续表

区别点	原发性肺结核	继发性肺结核
身体反应性	缺乏免疫力病变易扩散	有一定免疫力，病变易局限
病变特点	以渗出和坏死为主，无结核性肉芽肿形成	渗出、坏死、增生交织，有结核性肉芽肿形成
临床病理表现	原发综合征	各型结核，包括肺外结核
播散	均伴有播散，以淋巴道和血行播散为主	可伴或不伴有播散，以支气管播散为主
病程	短，大多自愈	长，波动性，需治疗
临床表现及转归	多无结核中毒症状，绝大多数可自然痊愈	多有结核中毒症状，多需治疗，才能向疾病痊愈、好转方向转化，反之易导致疾病的进展、恶化，或转为慢性

肺结核病血源播散所致病变

肺结核病血行播，全身多处可生病：全身粟粒性结核，肺粟粒性结核病，肺外结核脑腹膜，骨与关节淋巴结，肠与泌尿生殖系，均可引起结核病。

表 16-8　肺结核病血源播散所致病变

类型	原因	病理特点
急性全身粟粒性结核病	结核分枝杆菌经左心至体循环，播散到全身各器官	肉眼观，各器官内均匀密布着大小一致、灰白色、圆形、境界清楚的小结节；镜检，主要为增生性病变
慢性全身性粟粒性结核病	急性期病程迁延 3 周以上，或结核分枝杆菌在较长时期内每次以少量、反复多次、不规则的方式进入血液	病变的性质和大小均不一致，同时可见增生、坏死及渗出性病变
急性肺粟粒性结核病	结核分枝杆菌经静脉入右心，沿肺动脉播散于两肺	肉眼观，肺表面和切面可见灰黄色或灰白色粟粒大小结节
慢性肺粟粒性结核病	多由肺外某器官的结核病灶内的结核分枝杆菌间歇入血而致病	病程较长，病变新旧、大小不一，病变以增生性改变为主
肺外结核	由肺结核经血道播散、淋巴道播散、咽下含结核分枝杆菌的食物或痰液、皮肤损伤引起	见肺外结核病

肺外器官结核病

体内器官和组织，均可感染结核菌，病变多限一器官，病灶经过为慢性。

表 16-9 肺外器官结核病病理变化

肺外器官	病理变化
肠结核	① 部位：好发于回盲部 ② 病变： a. 原发性肠结核：形成肠原发综合征 b. 继发性肠结核：分溃疡型和增生型肠结核二型
结核性腹膜炎	① 湿型：腹膜密布无数结核结节，但无粘连；大量腹水 ② 干型：腹膜表面大量结核结节、大量纤维素渗出，肠粘连广泛、严重
结核性脑膜炎	① 部位：病变以脑底部最明显 ② 病变：蛛网膜下腔有浆液、纤维素、单核巨噬细胞、淋巴细胞等炎性渗出物，偶见结核结节
泌尿生殖系结核 　肾结核	① 部位：开始在肾皮质、髓质交界处的肾乳头内 ② 病变：结核病变→干酪样坏死，液化，排出→多个空洞→进一步破坏→肾组织剩一个空壳
生殖系结核	① 男性生殖系结核：常可累及前列腺、精囊、附睾 ② 女性生殖系结核：以输卵管、子宫内膜结核多见，可引起不孕症
骨与关节结核 　骨结核	① 部位：主要侵犯椎骨、指骨、长骨骨骺 ② 病变： a. 增生型：结核性肉芽组织 b. 干酪样坏死型
椎体结核	① 部位：多见于第 10 胸椎至第 2 腰椎 ② 病变： a. 椎体干酪样坏死、塌陷，受压成楔形，引起脊柱后凸畸形（驼背）；脊髓受压→截瘫 b. 椎旁等处"冷脓肿"形成
关节结核	① 部位：好发于髋、膝、肘、踝关节 ② 病变： a. 渗出：浆液、纤维素为主，游离纤维素凝块→"关节鼠" b. 增生：滑膜增厚、粗糙
淋巴结结核	① 部位：好发于颈部、支气管和肠系膜淋巴结，以颈部最多见 ② 病变：结核性肉芽肿、干酪样坏死

二、伤寒

伤寒发病机制

伤寒杆菌经口入，回肠胆囊易受损，侵犯黏膜淋巴结，单核巨噬C增生，毒素及菌入血流，引起中毒败血症。

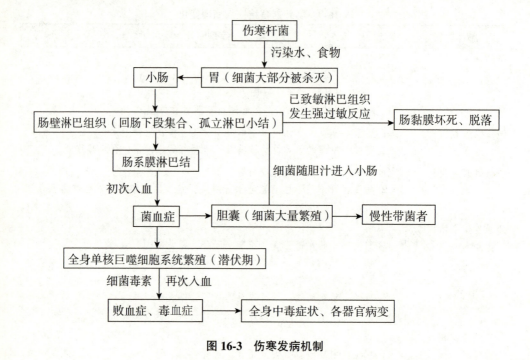

图 16-3　伤寒发病机制

伤寒的肠道病变

典型伤寒分四期，各期病变有特征；一周髓样肿胀期，回肠淋巴结肿胀；
发病二周坏死期，黏膜淋巴结坏死；三周称为溃疡期，溃疡长轴肠平行；
四周进入愈合期，肉芽增生溃疡平。

表 16-10　伤寒的肠道病变

病程分期	发病时间	主要病理变化
髓样肿胀期（菌血症期）	起病第一周	回肠下段淋巴组织略肿胀，隆起于黏膜表面，色灰红，以集合淋巴小结病变最明显
坏死期（败血症期）	起病第二周	病灶局部肠黏膜及淋巴结坏死
溃疡期（败血症期）	起病第三周	坏死肠黏膜脱落形成溃疡，其边缘隆起，底部不平，深及黏膜下层，甚至达肌层及浆膜层；集合淋巴小结溃疡长轴与肠的长轴平行，可引起肠出血、肠穿孔
愈合期（修复期）	起病第四周	溃疡处肉芽组织增生将其填平，溃疡边缘上皮再生覆盖而愈合

三、细菌性痢疾

细菌性痢疾的发病机制

痢疾杆菌经口入，结肠直肠病变生，大量繁殖释毒素，引起渗出性炎症，毒素入血到全身，发热头痛毒血症。

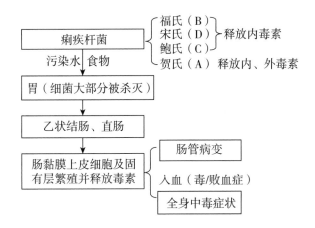

图16-4 细菌性痢疾发病机制

细菌性痢疾的病理特点

菌痢病变在结肠，性属假膜性肠炎。大量纤维素渗出，形成假膜是特征。排出黏液脓血便，腹痛腹泻里急重。临床可分三类型，急性慢性中毒性。

表16-11 细菌性痢疾的临床病理分型及主要特点

鉴别点	急性细菌性痢疾	慢性细菌性痢疾	中毒型细菌性痢疾
临床特点	起病急，病程短，多在1～2周	反复发作，病程在2个月以上者	儿童多见，起病急，全身中毒症状重，肠道症状轻，进展凶险
病理特点	假膜性炎和多发浅表性地图状溃疡	急、慢性炎症混杂，可伴有黏膜增生，肠壁增厚变硬，肠腔狭窄	急性卡他性炎为主，可伴有急性纤维素性炎或滤泡性肠炎改变
并发症	少见	肠出血、肠梗阻、肠穿孔	中毒性休克、呼吸、循环衰竭

🌿 急性细菌性痢疾与伤寒的比较

急性痢疾与伤寒，二者病变不一般。

表 16-12　急性细菌性痢疾与伤寒的比较

	伤寒	急性细菌性痢疾
致病菌	伤寒杆菌	痢疾杆菌
易感人群	儿童、青壮年多见	儿童多见，其次为青壮年，老人少见
传染源	患者及带菌者	患者及带菌者
传播途径	经口感染	经口感染
病程	4周（潜伏期10天）	1～2周
侵犯部位	主要是回肠末端	主要是乙状结肠、直肠
致病机理	伤寒杆菌→胃→大部分被胃酸杀灭→回肠淋巴组织→被巨噬细胞吞噬或入血→败血症、内毒素→症状	痢疾杆菌→胃→大部分被胃酸杀灭→结肠黏膜固有层繁殖→内外毒素→症状

四、麻风

🌿 麻风

麻风慢性传染病，临床可分四类型：结核样型与瘤型，未定类与界限型。

周围神经和皮肤，病理变化常发生。

表 16-13　结核样型麻风和瘤型麻风的区别

区别点	结核样型麻风	瘤型麻风
发病率	约占麻风患者的70%	约占麻风患者的20%
患者免疫力	细胞免疫力较强	对麻风的免疫力缺陷
病灶含菌量	极少	大量
传染性	弱	强
侵犯范围	皮肤及周围神经，绝少侵及内脏	除侵犯皮肤和神经外，还常侵及肝、脾等处
皮肤病变		
肉眼	斑疹或丘疹	结节状病灶常形成溃疡，面部形成狮容
镜下	以类上皮细胞为主的类似结核病的肉芽肿，散在于真皮浅层，有时病灶与表皮接触	由大量的泡沫细胞组成的肉芽肿，病灶位于真皮内，浸润灶与表皮层之间由薄层无细胞区相隔

续表

区别点	结核样型麻风	瘤型麻风
周围神经		
肉眼	神经变粗	神经变粗
镜下	有干酪样坏死，可形成神经脓肿	有泡沫细胞及淋巴细胞浸润
临床表现	皮肤局部感觉功能减退、闭汗、神经受累，出现感觉运动和营养障碍，以及鹰爪、垂腕、垂足	"狮容"，神经系统受累症状，及内脏器官受累表现

五、钩端螺旋体病

钩端螺旋体病的病程

钩体病程分三期，败血症期是开始，二期多器官受损，随后进入恢复期。

表 16-14　钩端螺旋体病的病程

病程	时间	病变特点
败血症期	发病 1～3 天	有明显的早期急性感染症状，无明显的组织损伤
败血症伴器官损伤期	发病 4～10 天	出现内脏器官的病变及轻重不等的出血、黄疸、脑膜炎和肾衰竭
恢复期	发病 2～3 周	患者逐渐康复，一般不留后遗症，有时因特异性免疫反应可发生神经系统或眼的后遗症

钩端螺旋体病器官损伤期主要病变

钩体病发败血症，钩体随血到全身，心肝肺肾横纹肌，神经系统均受损。

表 16-15　钩端螺旋体病器官损伤期的主要病理变化及临床病理联系

受累器官	病理变化	临床表现
肺	主要病变为肺出血，轻者为点状出血，重者为全肺弥漫性出血	严重呼吸困难、缺氧、咯血
肝	主要为肝细胞水肿、脂肪变和小叶中央灶性坏死；汇管区胆小管胆汁瘀滞和炎细胞浸润	重度黄疸，皮肤和黏膜广泛出血，严重者发生急性肝功能不全或肝肾综合征
肾	间质性肾炎和肾小管上皮细胞不同程度的变性坏死	严重者可出现急性肾功能不全

续表

受累器官	病理变化	临床表现
心	心肌细胞变性、灶性坏死，间质非特异性炎，心外膜和心内膜出血	心动过速、心律失常和心肌炎的症状和体征
横纹肌	肌纤维节段性变性、肿胀，横纹肌模糊；肌质、肌原纤维溶解消失；间质水肿出血	腓肠肌压痛
神经系统	脑膜及脑实质充血、水肿、出血，神经细胞变性，脑底多发性动脉炎	偏瘫、失语和反复短暂肢体瘫痪

六、肾综合征出血热（流行性出血热）

肾综合征出血热，自然疫源性疾病，发热休克和出血，急性肾衰为特征。

表 16-16　肾综合征出血

基本要点	说明
病因发病机制	① 汉坦病毒在鼠类排泄物→人体破损皮肤、消化道或呼吸道→病毒血症（发热、中毒症状） ② 病毒激发免疫反应→全身小血管、肾组织损伤→大量血浆及有形成分漏出→低血容量休克、DIC、出血、肾衰竭
病理变化 　基本病变 　脏器病变	 毛细血管内皮肿胀、脱落和管壁纤维素样坏死 肉眼：全身皮肤、黏膜和各脏器广泛出血； 镜下：肾、肾上腺、下丘脑和垂体的出血、血栓形成和坏死为本病的特征性病变
临床病理联系	典型经过分五期：发热期、休克期、少尿期、多尿期和恢复期

七、狂犬病

狂犬病即恐水症，内基小体是特征。

表 16-17　狂犬病

基本要点	说明
病理变化	① 最严重的病变部位：神经根节、脑干下端、下丘脑 ② 镜下改变： a. 神经细胞变性坏死 b. 淋巴细胞围管状浸润 c. 神经细胞胞质内 Negri 小体，有诊断意义 ③ Negri 小体：多见于海马皮层锥体细胞，为胞浆中包涵体，呈圆形或椭圆形，界清，体大，嗜酸性，一到数个不等
临床表现	特有性躁狂、恐惧不安、怕风、流涎、咽肌痉挛，其特征性症状是恐水现象

八、性传播性疾病

应知多种病原体，可以传播性疾病。

表 16-18　主要的性传播疾病

病原体	疾病
人类免疫缺陷病毒（HIV）	艾滋病（AIDS）
单纯疱疹病毒（HSV）	生殖器疱疹病变
人乳头瘤病毒（HPV）	尖锐湿疣，宫颈新生物
乙型肝炎病毒（HBV）	乙型病毒性肝炎
沙眼衣原体（$L_1 \sim L_3$ 型）	性病淋巴肉芽肿
沙眼衣原体（D～K）	非淋菌性尿道炎、宫颈炎
解脲脲原体	非淋菌性尿道炎、宫颈炎
淋病奈瑟菌	淋病
梅毒螺旋体	梅毒
杜克雷嗜血杆菌	软下疳
肉芽肿杜诺凡菌	腹股沟肉芽肿
阴道毛滴虫	阴道滴虫病（男性为尿道滴虫病）
阴虱	耻骨虱病
志贺菌属	小肠结肠炎（男性同性恋者）
弯曲菌属	小肠结肠炎（男性同性恋者）
溶组织内阿米巴	阿米巴病（男性同性恋者）
蓝氏贾第鞭毛虫	贾第鞭毛虫病（男性同性恋者）

📖 梅毒各期的病变

梅毒病变分三期，一期病变在局部，硬性下疳是特征，二期梅毒犯全身，
淋巴结肿梅毒疹，三期梅毒损内脏，心脏血管和神经，动脉炎与树胶肿。

表 16-19　梅毒各期病变的特点

鉴别点	一期梅毒	二期梅毒	三期梅毒
临床特点及范围	侵入部位的局部病变，以无痛性硬下疳为特征，多见于外生殖器	全身皮肤、黏膜广泛分布梅毒疹及全身淋巴结肿大	病变累及内脏，最常累及心血管和神经系统，导致主动脉炎、动脉瓣关闭不全、动脉瘤、麻痹性痴呆和脊髓痨

续表

鉴别点	一期梅毒	二期梅毒	三期梅毒
基本病变	闭塞性动脉内膜炎和小动脉周围炎		闭塞性动脉内膜炎和小动脉炎和树胶样肿
经过	可自行消退、痊愈或转为隐性梅毒或进展		病变可自行静止，但后遗症不能消除

表 16-20　第三期梅毒（内脏病毒）累及的主要器官及病变

累及的器官或组织	病理变化
心、血管梅毒	① 梅毒性主动脉炎：损害中层弹力纤维，形成主动脉瘤 ② 主动脉瓣关闭不全：导致左心室异常肥大和扩张，称为"牛心"
神经梅毒	① 脑膜血管梅毒：脑底脑膜血管周围和血管外膜淋巴细胞和浆细胞浸润；常引起大血管血栓形成和栓塞 ② 麻痹性痴呆：额叶脑皮质萎缩并呈颗粒状 ③ 脊髓痨：病变处脊髓后束变性、萎缩、脊髓膜增厚，伴有淋巴细胞和浆细胞浸润
肝梅毒	肝结节性肿大，继而树胶肿纤维化，瘢痕收缩呈分叶状，称为"分叶肝"
骨梅毒	主要侵犯颅骨、鼻骨、胸骨和股骨；鼻骨受累，形成"马鞍鼻"

梅毒树胶肿与结核结节的区别

三期梅毒树胶肿，结核结节不相同。

表 16-21　梅毒树胶肿与结核结节的区别

鉴别点	梅毒树胶肿	结核结节
病原	梅毒螺旋体	结核分枝杆菌
坏死	凝固性坏死，组织崩解不彻底，弹力纤维尚保存，弹力染色可见血管轮廓	干酪样坏死，组织崩解彻底，呈红染无结构的细小颗粒状
坏死周围	为富含淋巴细胞、浆细胞的肉芽组织，上皮样细胞和朗汉斯巨细胞少或缺如	为上皮样细胞和朗汉斯巨细胞围绕
结节周围	有闭塞性动脉内膜炎和小血管周围炎	无血管炎改变或改变不明显
钙化	不发生	常伴有

九、真菌病

深部真菌的特点

深部真菌有几种，形态结构有特征。

表 16-22 常见深部真菌的特征

真菌类型	真菌形态	常见感染器官及病变
白假丝酵母（念珠）菌	由芽生孢子形成念珠样的假菌丝	婴儿及消耗性疾病患者的口腔（鹅口疮），糖尿病 / 健康妇女的阴道、会阴
曲霉（菌）	菌丝有隔，粗细均匀，呈45°角分支	肺
毛霉（菌）	菌丝粗大，壁厚，不分隔；分支少，常呈钝角或直角	鼻腔、鼻窦，可扩展至中枢神经系统、肺和胃肠道
新生隐球菌	菌体圆形，厚壁，有荚膜	肺、脑膜

真菌病的病理变化

局部感染生炎症，播散入血败血症。

表 16-23 真菌病的病理变化

真菌病病理变化	说明
轻度非特异性炎	病灶中只有少数淋巴细胞 - 单核细胞浸润
化脓性炎	以中性粒细胞渗出为主，并形成小脓肿
坏死性炎	出现大小不等的坏死灶，常伴出血，炎细胞较少
肉芽肿性炎	形成结核样肉芽肿
真菌性败血症	真菌进入血流，引起全身播散

上述病变可单独存在或同时存在。

常见深部真菌病

常见深部真菌病，按照病原分四型。

表 16-24 常见深部真菌病的病理特征

区别点	白假丝酵母（念珠）菌	曲霉（菌）病	毛霉（菌）病	新生隐球菌病
真菌存在部位	病灶内	脓肿及周围	血管壁	病灶内
炎症性质	多引起急性炎症，常伴组织坏死和小脓肿形成，后期有肉芽肿	常为急性炎症，化脓或组织坏死，出血，后期有肉芽肿	同曲霉（菌）病	亚急性或慢性炎症，但不化脓

续表

区别点	白假丝酵母（念珠）菌	曲霉（菌）病	毛霉（菌）病	新生隐球菌病
脉管受累情况	可侵入血管	常侵犯血管形成血栓，易经血道播散	同曲霉（菌）病，但比曲霉（菌）病凶险	可侵入脉管，主要经血道，其次经淋巴管播散

十、人禽流感

人禽流感

禽流感中某亚型，感染人类可致病。

表 16-25　人禽流感概况

基本要点	说明
流行病学	
传染源	患禽流感或携带禽流感病毒的鸡、鸭、鹅等家禽；其他禽类、野禽或猪；禽流感患者
传播途径	主要经呼吸道传播；密切接触感染的禽类及其分泌物、排泄物，受病毒污染的水
易感人群	人群普遍易感；12 岁以下儿童发病率较高，病情较重；与不明原因病死家禽或感染、疑似与感染禽流感家禽密切接触人员的为高危人群
病因及发病机制	病毒（借助血凝素）→呼吸道上皮细胞与其受体结合→进入细胞→复制繁殖（借助神经氨酸酶）→病毒释放入血→重复前述过程→大量感染细胞变性、坏死、溶解或脱落→炎症→发热、头痛、肌肉疼痛等全身症状
病理变化	典型病毒性间质性肺炎改变；重症患者可引起呼吸膜严重损伤，进行性渗出；肺泡腔内可见浆液、纤维素、红细胞和中性粒细胞，部分肺泡腔内透明膜形成，部分肺泡腔内渗出物机化、肺出血、灶状肺不张、弥散性血管内凝血
临床表现及并发症	① 发热、流涕、鼻塞、咳嗽、咽痛、头痛、全身不适，部分患者可有恶心、腹痛、腹泻稀水样便等消化道症状 ② 体温持续在 39℃ 以上，热程 1～7 天，一般 2～3 天；半数患者有肺部实变体征，咽拭子细菌培养阴性 ③ 大多数患者预后良好，少数患者病情发展迅速，出现进行性肺炎、急性呼吸窘迫综合征、肺出血、胸腔积液、全血细胞减少、肾衰竭、败血症休克及 Reye 综合征等多种并发症而死亡

第十七章　寄 生 虫 病

寄生虫对人体的损伤作用

夺取营养致贫血，机械损伤范围广，分泌物质有毒性，免疫损伤因抗原。

表 17-1　寄生虫对人体（宿主）的损害作用

对人体的损害作用	说明
夺取营养	可引起营养不良和贫血
机械性损伤	寄生虫在人体内寄生、移行、生长繁殖和排离过程中，都可造成局部破坏、压迫或阻塞
毒性作用	寄生虫的分泌物、代谢产物对宿主产生化学损伤
免疫性损伤	寄生虫的分泌物、排泄物和虫体的分解产物具有抗原性，可对宿主致敏，引起局部或全身性变态反应

一、阿米巴病

溶组织内阿米巴生活史

溶组织内阿米巴，生活史可分两期：致病期为滋养体，传染期为包囊体。
寄生结肠之上段，引起阿米巴痢疾，还可侵犯肝肺脑，相应脓肿可引起。

阿米巴病的发病机制

机械损伤和吞噬，溶解破坏伤机体，分泌毒素引腹泻，凝集素能看补体，
抑制人体免疫力，逃避宿主之攻击。

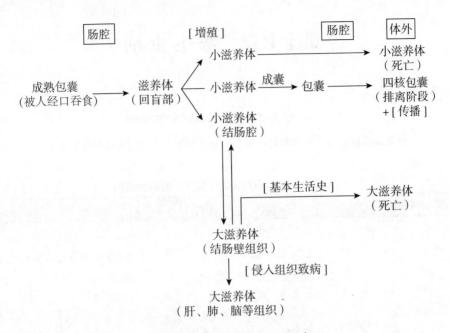

图 17-1 溶组织内阿米巴生活史

阿米巴病由溶组织内阿米巴原虫引起，其生活史主要有两个阶段，滋养体为致病阶段，包囊体为传染阶段；原虫寄生于人体结肠上段，引起肠阿米巴病，又称阿米巴痢疾；原虫可经血道感染或直接蔓延引起其他组织器官坏死、液化

表 17-2 肠阿米巴病的病因和发病机制

发病机制	说明
机械性损伤和吞噬作用	阿米巴滋养体能在组织中进行伪足运动，破坏组织并吞噬和降解已被破坏的细胞
接触溶解作用	阿米巴滋养体能分泌穿孔素及蛋白酶，溶解破坏肠黏膜，引起溃疡
细胞毒作用	阿米巴滋养体分泌肠毒素，损伤肠黏膜，引起腹泻
免疫抑制和逃避	阿米巴原虫的凝集素有抗补体作用，半胱氨酸蛋白酶也能降解补体 C3，从而逃避宿主的免疫攻击

肠阿米巴病病理变化及临床表现

急性肠阿米巴病，黏膜溃疡有特征：口小底大烧瓶状，病灶可见滋养体。

右下腹痛并腹泻，大便腥臭色暗红。

表 17-3 肠阿米巴病病理变化及临床表现

	急性期病变	慢性期病变
基本病变	组织溶解液化为主的变质性病变	变质增生性病变
肉眼	早期肠黏膜表面呈现灰黄色点状坏死或散在浅溃疡，周围有出血充血带→潜行性的口小底大的烧瓶状的特征性阿米巴溃疡→边缘不整的巨大潜行性溃疡，甚至造成穿孔	新旧病变共存，可见息肉形成，肠黏膜失去正常形态，局部形成包块，局部增厚、变硬
镜下	溃疡明显口小底大，底部为坏死区，呈大片无结构红染病灶；溃疡边缘有淋巴细胞、浆细胞和巨噬细胞浸润，其间的静脉内以及浅掘状溃疡内，可见圆形阿米巴大滋养体；病灶较浅区域可见小滋养体	肠壁肉芽组织增生及瘢痕形成
临床症状	患者出现右下腹压痛、腹泻，主要体征为暗红色或咖啡色的腥臭大便，大便含有大量红细胞，可查到阿米巴滋养体	肠腔套状狭窄，局部包块易误诊为结肠癌

急性肠阿米巴病与菌痢的鉴别

阿米巴病与菌痢，肠道病变有差异。

表 17-4 急性期肠阿米巴病与急性细菌性痢疾的鉴别

鉴别内容	急性期肠阿米巴病	急性细菌性痢疾
病原体	溶组织内阿米巴	痢疾杆菌属（福氏、宋氏、鲍氏、志贺）
好发部位	盲肠、升结肠（结肠上段最重）	乙状结肠、直肠（结肠下端最重）
病变性质	局限性变质性炎（液化性坏死）	弥漫性假膜性炎（纤维素性炎）
溃疡特点	口小底大的烧瓶状溃疡，边缘浅掘状，与正常交界处可见滋养体，溃疡较深	不规则"地图状"浅表溃疡
溃疡间黏膜	大致正常	溃疡连成片，炎性假膜
症状	轻、发热少	重、常发热
肠道症状	右下腹压痛，腹泻常不伴里急后重	左下腹压痛，腹泻常伴里急后重
粪便检查	味腥臭，暗红果酱样大便，镜检红细胞多，找到阿米巴滋养体	粪质少，黏液脓血便，镜检脓细胞多

🐾 肠外阿米巴病

主要见于肝肺脑，相应脓肿可引起，坏死物呈咖啡色，镜下可见滋养体。

表 17-5　肠外阿米巴病

	阿米巴肝脓肿	阿米巴肺脓肿	阿米巴脑脓肿
发病情况	最重要、最常见的并发症	少见	极少见
病因	阿米巴滋养体侵入肠壁静脉后，沿门静脉播散并达肝，引起肝组织局限性液化性坏死	多数由阿米巴肝脓肿直接蔓延而来	肝或肺内的阿米巴滋养体经血道进入脑
肉眼	多位于肝右叶，大小不等，病灶内容物含棕褐色、果酱样坏死物，具有特征性破絮状外观	脓肿多位于右肺下叶，单发，肺脓肿可破入支气管，以致患者咳出含有阿米巴滋养体的巧克力色内容物	位于大脑半球，脓肿内含有咖啡色坏死液化物
镜下	坏死区边缘可找到阿米巴滋养体，慢性脓肿周围有肉芽组织增生和纤维化包膜形成，病灶内炎性反应并不明显	肺空洞形成	脓肿壁多由慢性炎性细胞和增生的神经胶质细胞构成
临床表现	右上腹痛，肝肿大和压痛，全身消耗、全身发热和黄疸等症状和体征，可向周围器官组织溃破	症状可类似肺结核。痰内可查出阿米巴滋养体	患者可有头痛、昏迷、发热等症状

🐾 阿米巴性肝脓肿的鉴别

阿米巴性肝脓肿，其他肝病不相同。

表 17-6　阿米巴性肝脓肿、细菌性肝脓肿与原发性肝癌的比较

比较内容	阿米巴性肝脓肿	细菌性肝脓肿	原发性肝癌
病理变化	右叶好发，脓肿内容物为巧克力酱状，含液化性坏死淡红色无结构物质；在坏死与正常组织交界处可查见阿米巴滋养体，脓肿以外的肝组织正常；不伴有肝硬化	常与胆道疾病上行性感染有关，因此患者常有胆管炎或胆囊炎；镜下脓肿腔内为坏死组织及脓液，周围组织有炎症反应；脓肿较小，多发	肝质地较硬伴有结节，分为巨块型、多结节型、弥漫型；如弥漫型常伴有肝硬化，巨块型肿瘤中部常有出血
血象检查	中性粒细胞中度增多，常伴贫血及血沉加快	中性粒细胞明显增多	淋巴细胞计数增多

比较内容	阿米巴性肝脓肿	细菌性肝脓肿	原发性肝癌
血清学检查	阿米巴抗体阳性率 >90%	无	甲胎蛋白阳性
临床表现	间歇性和弛张性发热，盗汗；肝区持续性钝痛，深呼吸及体位变更时加剧，夜间常更明显，患者常有消化道的症状	发热、肝区痛、肝大伴压痛，患者毒血症症状明显，患者以中年女性为多	持续性发热，进行性消瘦，肝迅速增大，肝区痛，黄疸和腹腔积液

表 17-7 肠结核、肠伤寒、细菌性痢疾、肠阿米巴病变的比较

比较内容	肠结核	肠伤寒	细菌性痢疾	肠阿米巴
好发部位	回盲部	回肠末端	乙状结肠、直肠	直肠、升结肠
病因	结核分枝杆菌	伤寒沙门（杆）菌	痢疾志贺（杆）菌	阿米巴原虫
性质	慢性增生性炎	急性增生性炎	纤维素性炎	变质性炎
溃疡形状	腰带形	椭圆形	地图状有假膜	烧瓶状
与肠轴关系	垂直	平行	无关	无关
溃疡边缘	鼠咬状	花坛状	不规则	边缘隆起底部潜行
侵犯组织	淋巴管	淋巴小结	黏膜	黏膜及黏膜下
病变特点	干酪样坏死和结核性肉芽组织	坏死物和伤寒小结	假膜及炎症	炎症反应轻，可找到阿米巴滋养体
溃疡深度	深达浆膜层	浆膜层	表浅，不到黏膜肌层	可达黏膜下层
并发症	狭窄、肠瘘	出血、穿孔	慢性形成息肉	穿孔、出血

二、血吸虫病

血吸虫病生活史

成虫排卵变毛蚴，毛蚴寄生钉螺中，变成尾蚴感染人，再由童虫变成虫。

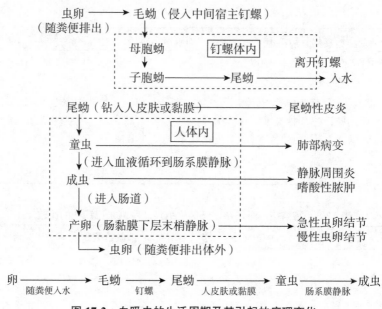

图 17-2　血吸虫的生活周期及其引起的病理变化

血吸虫病的基本病理变化

尾蚴感染生皮炎，损伤血管是童虫，成虫寄生损静脉，虫卵结节损害重。

表 17-8　血吸虫病的基本病理变化及发病机制

损害类型	基本病理变化	发病机制
尾蚴引起的损害	尾蚴性皮炎：局部瘙痒小丘疹	主要与 I 及 IV 型变态反应有关
童虫引起的损害	血管炎和血管周围炎	① 童虫的机械损伤 ② 童虫代谢产物及分解产物致组织变态反应
成虫引起的损害	静脉内膜炎及静脉周围炎，血吸虫色素，嗜酸性脓肿	成虫含宿主抗原，故对机体损伤较轻，成虫代谢产物或死亡后可引起的炎症反应
虫卵引起的损害	① 急性虫卵结节（嗜酸性脓肿） ② 慢性虫卵结节（假结核结节）	① 虫卵内毛蚴释放可溶性抗原引起的过敏反应 ② 宿主对虫卵的免疫反应

急慢性虫卵结节

虫卵结节急慢性，二者形态不相同。

表 17-9　急慢性虫卵结节病变特点

	急性虫卵结节	慢性虫卵结节
虫卵	成熟活虫卵	死亡虫卵、可有钙化
基本病变	坏死、渗出性病变	渗出、增生性病变
肉眼特点	灰黄色、粟粒大小结节	同急性虫卵结节
镜下特点	结节中央常有 1～2 个虫卵，虫卵表面可附有放射状嗜酸性棒状体，周围见颗粒状无结构坏死物质和嗜酸性粒细胞聚集→嗜酸性脓肿，其间可见强折光的菱形或多面性的夏科-雷登结晶（Charcot-Leyden）	虫卵崩解、破裂、钙化，周围有上皮样细胞和少量异物巨细胞分布，淋巴细胞浸润，肉芽组织增生，形成一个边界清楚的结节，类似结核结节→假结核结节
转归	变为慢性虫卵肉芽肿	纤维化、玻璃样变

血吸虫病主要器官的病史

主要累及肠肝脾，异位寄生脑肺肾。

表 17-10　血吸虫病主要器官的病变及后果

受累器官	病理变化	后果
结肠（乙状结肠和直肠为主）	① 早期：急性虫卵结节 ② 晚期：慢性虫卵结节	① 腹痛、腹泻 ② 息肉样增生，少数并发腺瘤或腺癌
肝	① 早期：轻度肝硬化 ② 晚期：干线型或管道型肝硬化	门脉高压症
脾	① 早期：略肿大 ② 晚期：巨脾症（门脉高压所致）	脾功能亢进：贫血、血细胞和血小板减少
肺	异位血吸虫病——虫卵结节	
脑	异位血吸虫病——虫卵结节	脑炎、癫痫、血吸虫病侏儒症
肾	肾小球内有 IgG 及补体 C3 沉着	肾炎

血吸虫病引起肝硬化的原因

虫卵结节汇管区，堆积阻塞肝窦前，肝脏血循受阻塞，窦前门脉高压见，肝 C 变性或坏死，引发纤维化病变。

表 17-11　血吸虫病引起肝硬化的原因

原因	说明
窦前门脉高压	慢性虫卵结节在汇管区处堆积可形成窦前阻塞，影响肝正常血液循环途径，导致窦前门脉高压
肝纤维化	急性期时在汇管区附近有较多急性虫卵结节，肝窦充血，肝细胞水样变性、小灶萎缩或坏死，纤维支架塌陷可形成纤维化

门脉性肝硬化与血吸虫性肝硬化的比较

血吸虫性肝硬化，门脉性者差异大。

表 17-12　门脉性肝硬化与血吸虫性肝硬化的比较

病理变化	门脉性肝硬化	血吸虫性肝硬化
肝细胞变性坏死	明显	少见
肝小叶结构紊乱，形成假小叶	明显	不形成典型假小叶
虫卵结节	无	有
肝细胞结节	大小不等，圆形、椭圆形	粗大隆起
炎症反应	较重	较轻
纤维化范围	小叶内及汇管区，分布不规则	主要在汇管区，呈树枝状分布
片脉高压症	出现较晚（窦后性）	出现较早（窦前性）

三、华支睾吸虫病

华支睾吸虫生活史

虫卵尾蚴到囊蚴，感染人体变童虫，移行来到肝胆管，能够产卵是成虫。
肝胆胰腺受损伤，引发肝癌更严重。

华支睾吸虫病的病理变化

肝内胆管多扩张，成虫可在管内见，黏膜腺体有增生，严重病例可癌变。
胆囊胰腺内管道，均管径扩大亦常见。

表 17-13　华支睾吸虫病的病理变化

感染部位	病理变化
肝	肝内胆管扩张为主要病变，以肝左叶为显著
急性病变	①肉眼观：大、中胆管不同程度扩张 ②镜下：肝内胆管扩张，上皮细胞和黏膜下腺体增生，可发生癌变；管壁炎细胞浸润
慢性病变	纤维组织增生，伴有炎细胞浸润；肝实质细胞一般无明显变化
胆囊	①肉眼观：胆囊管扩张，可见成虫 ②镜下：见胆囊黏膜上皮不同程度增生，囊壁充血水肿，嗜酸性粒细胞及淋巴细胞浸润
胰腺	①肉眼观：胰管扩张，壁增厚 ②镜下：胰管上皮增生，伴不同程度鳞状化生

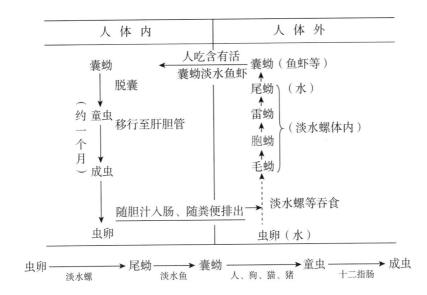

图 17-3　华支睾吸虫生活史示意图

华支睾吸虫主要寄生于肝内胆管，可致胆管炎、胆囊炎、胆管结石、肝硬化、胆管上皮不典型增生、甚至胆管细胞癌等病变

四、肺型并殖吸虫病

卫氏并殖吸虫生活史

虫卵毛蚴变尾蚴，囊蚴感染人体内，先变童虫后成虫，童虫成虫致病变。

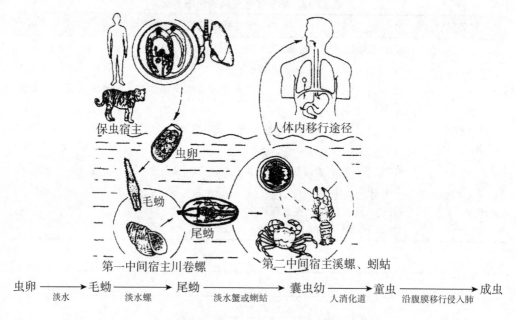

虫卵 $\xrightarrow{\text{淡水}}$ 毛蚴 $\xrightarrow{\text{淡水螺}}$ 尾蚴 $\xrightarrow{\text{淡水蟹或蝲蛄}}$ 囊虫幼 $\xrightarrow{\text{人消化道}}$ 童虫 $\xrightarrow{\text{沿腹膜移行侵入肺}}$ 成虫

图 17-4　卫氏并殖吸虫生活史

肺吸虫病的基本病理变化

胸膜腹膜浆膜炎，组织破坏有窦道，形成脓肿和囊肿，纤维修复留瘢痕。

表 17-14　肺吸虫病的基本病理变化

基本病变	说明
浆膜炎	可引起纤维素性或浆液纤维素性腹膜炎或胸膜炎，渗出液中可找到虫卵
组织破坏及窦道形成	虫体穿行时可引起坏死出血，形成窦道；镜下见窦壁有嗜酸性粒细胞及淋巴细胞浸润
脓肿囊肿及纤维瘢痕形成	①组织坏死出血，炎细胞（以嗜酸性粒细胞和中性粒细胞为主）浸润→脓肿 ②炎细胞和坏死组织崩解液化，周围纤维肉芽组织增生形成纤维膜；镜下可见虫体、虫卵、Charcot-Leyden 结晶及虫囊肿 ③成虫离开囊肿或死亡，囊肿被肉芽组织充填→纤维瘢痕

肺吸虫主要脏器病变

病变称为虫囊肿，常见部位肺脑中。

表 17-15 肺吸虫主要脏器病变及临床表现

受损害脏器	病变及临床表现
肺	① 肺内可见散在或群集的虫囊肿 ② 临床有胸痛、咳嗽、咳烂桃样血痰等典型表现，痰中可找到虫卵 ③ 可并发气胸、脓胸、血胸，慢性病例有明显的肺纤维化
脑	虫体在脑组织中移行，产生典型连通的囊肿；颞叶、枕叶为好发部位

五、丝虫病

丝虫病的生活史

幼虫成虫微丝蚴，经蚊叮咬传给人，成虫寄生淋巴系，淋巴管结生炎症，淋巴回流受障碍，阴囊积液象皮肿。

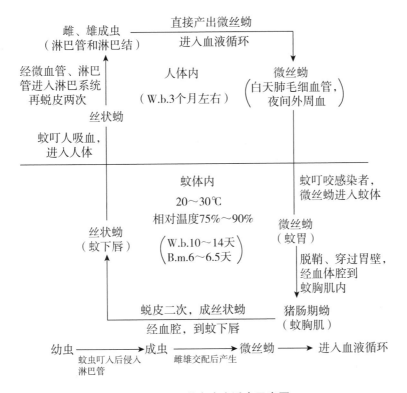

图 17-5 丝虫病生活史示意图

丝虫病是由丝虫寄生于人体淋巴系统所引起的疾病。本病由蚊虫传播，早期患者主要表现为发热、淋巴管炎及淋巴结；晚期出现淋巴回流障碍，引起阴囊鞘膜积液、乳糜尿及象皮肿等。W.b.：斑氏吴策线虫（简称为斑氏丝虫）；B.m.：马来布鲁线虫（简称为马来丝虫）

🦟 丝虫病的病理变化

淋巴管和淋巴结，同时发炎弥漫红，可能出现乳糜尿，睾丸积液象皮肿。

表 17-16　丝虫病的病理变化

病理变化	说明
淋巴管炎	多发生在较大的淋巴管
急性淋巴管炎	① 肉眼观：呈一条红线样自上而下蔓延，当皮肤表浅微细淋巴管被波及时，局部皮肤呈弥漫性红肿，称为丹毒性皮炎 ② 镜下：淋巴管扩张，内皮细胞增生，管壁水肿增厚和嗜酸性粒细胞及单核细胞浸润，坏死组织中央可见死亡虫体断片及脱出在虫体外的微丝蚴；病变区可见 Charcot-Leyden 结晶 ③ 嗜酸性脓肿：虫体死亡后引起凝固性坏死及大量嗜酸性粒细胞浸润
慢性淋巴管炎	为结核样肉芽肿，闭塞性淋巴管炎
淋巴结炎	一般与淋巴管炎同时发生，淋巴结肿大，嗜酸性粒细胞浸润→纤维化
淋巴系统阻塞引起的病变	
象皮肿	① 肉眼观：皮肤及皮下组织明显增厚、粗糙、肥大而下垂，如大象的皮肤外观 ② 镜下：表皮角化过度和棘细胞肥厚，真皮及皮下有致密纤维结缔组织极度增生，弹力纤维消失，淋巴管和小血管周围有炎细胞浸润；真皮淋巴管内皮细胞增生，甚至完全闭塞
睾丸鞘膜积液和阴囊淋巴肿	多由斑氏微丝蚴所致
乳糜尿	为斑氏丝虫病最常见的症状，因乳糜池以下的腹膜后淋巴结阻塞，泌尿系统淋巴液破裂入尿，小便呈乳白色，如淘米水样

六、棘球蚴病

🦟 细粒棘球生活史

成虫虫卵六钩蚴，经棘球蚴到成虫。中间宿主是人类，虫卵食入人体中，
六钩蚴孵棘球蚴，棘球蚴病会发生。

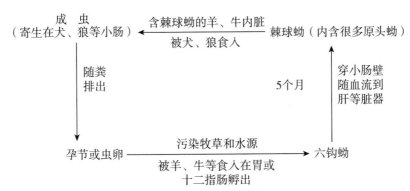

图 17-6　细粒棘球绦虫生活史简图

人是细粒棘球绦虫的中间宿主；当人食入被虫卵污染的食物或由于接触含虫卵的畜类毛皮（羊毛等）而吞入虫卵后，卵内六钩蚴在肠内孵出，然后钻入肠壁，随血液循环至肝、肺等器官，经 3～5 个月发育为直径 1～3cm 的棘球蚴，使人感染棘球蚴病

细粒棘球蚴病

肝肺容易受损伤，形成单个包虫囊。

表 17-17　细粒棘球蚴病的病理变化及结局

	肝棘球蚴囊肿	肺棘球蚴囊肿
好发部位	多位于肝右叶	囊肿多位于右肺，下叶较上叶多见
病变特点	囊肿多为单个，囊肿压迫肝组织	囊肿通常为单发，肺棘球蚴囊肿生长很快
结局	主要并发症是继发感染、囊肿破裂，囊肿破裂是常见而严重的并发症，囊液进入腹腔后可致过敏性休克，还可造成腹腔内继发性棘球蚴病	压迫周围肺组织及支气管，引起肺萎陷和纤维化

泡状棘球蚴病

中间宿主是人类，食入虫卵受感染，主要病变在肝脏，形成单个巨型囊，肝 C 受压而萎缩，最后硬化见肝脏。

表 17-18　泡状棘球蚴病概况

项目	说明
生活史	① 终宿主：狐、狗、狼、猫等 ② 中间宿主：鼠类，人类也可被感染，但非适宜中间宿主 ③ 感染方式：被虫卵污染的食物、水经口感染人 ④ 虫卵在人体内发育成幼虫过程：与细粒棘球蚴相同
病理变化	① 肉眼观：主要寄生在肝，偶见于肺、脑，多为单个巨块型囊泡，与周围组织分解不清，呈灰白色，海绵状，内容物为豆渣样蚴体碎屑 ② 镜下：大小不等的泡状蚴小囊泡，周围有嗜酸性粒细胞浸润，伴有结核样肉芽肿，纤维组织增生 ③ 肝细胞因压迫而发生萎缩、变性或坏死及淤胆，最后可导致肝硬化

几种寄生虫病的比较

寄生虫病好几种，感染病变不相同。

表 17-19　几种寄生虫病的比较

(1)

比较内容	肺吸虫病	丝虫病	包虫病
病因	肺吸虫	丝虫	棘球蚴
部位	肺、脑	淋巴系统	肝、肺
主要病变	窦道、多房性小囊肿、Charcot-Leyden 结晶	嗜酸性脓肿、结核样肉芽、Charcot-Leyden 结晶	囊肿
主要并发症	胸痛、血痰、气胸、细菌感染、肺纤维化	象皮肿、睾丸鞘膜积液和淋巴阴囊、乳糜尿	继发感染、囊肿破裂
特殊记忆点	腹膜或胸膜渗出液内可找到虫卵	离心性淋巴管炎、单独性皮炎、象皮肿	肝包虫最常见

(2)

比较内容	阿米巴病	血吸虫病	华支睾吸虫病
病因	阿米巴原虫	血吸虫	华支睾吸虫
部位	肠、肝、肺	肝、肠、脾、肺	肝、胆囊、胰腺
主要病变	口小底大烧瓶样溃疡、脓肿	嗜酸性脓肿、假结核结节、Charcot-Leyden 结晶	肝内胆管扩增、胆囊黏膜上皮增生、胰管扩张
主要并发症	肠腔狭窄、黏膜增生、息肉	溃疡、肝硬化、脾大	胆管炎、胆囊炎、肝硬化、胆管细胞癌
特殊记忆点	口小底大烧瓶样溃疡	嗜酸性脓肿、假结核结节	最主要病变特点是肝内胆管扩张

常见肠道溃疡的特征

一些肠道病溃疡，溃疡形态有特征。菌痢溃疡地图状，伤寒椭圆肠平行。

结肠横带肠垂直，阿米巴病烧瓶形，表浅溃疡结肠炎，克罗恩病纵裂隙，

胃溃疡有恶性变，火山口状边缘凸。

表 17-20　常见溃疡的特征

疾病	所致溃疡的特征
肠伤寒	圆形或椭圆形溃疡，长径与肠轴平行
急性细菌性痢疾	地图状
肠阿米巴病	烧瓶状
肠结核	呈横带状，长径与肠轴垂直
克罗恩病	纵形裂隙性溃疡
溃疡性结肠炎	表浅性溃疡
恶性胃溃疡	火山口状

几种肠道疾病的比较

肠道疾病有多种，病变性质应辨清。

表 17-21　几种肠道疾病的比较

疾病	病因	主要病变部位	性质	病变	合并症
肠结核	结核杆菌	回盲部	坏死、渗出	溃疡与肠长轴垂直，易致管腔狭窄	肠梗阻
肠伤寒	伤寒杆菌	回肠下段	增生性炎	溃疡与肠长轴平行	出血、穿孔
菌痢	痢疾杆菌	直肠、乙状结肠	纤维素性炎	假膜、地图状溃疡	出血
肠阿米巴病	滋养体	盲肠、大肠	坏死性炎	口小底大、烧瓶状溃疡	穿孔、脓肿
血吸虫病	虫卵、成虫	结肠	渗出、增生	嗜酸性肉芽肿，黏膜增厚，大小不一线性溃疡	肠狭窄、癌变
溃疡性结肠炎	不明	回肠末端	增生	肉芽肿、鹅卵石样溃疡（浅表小溃疡，可融合）	肠梗阻
溃疡病	自我消化	十二指肠	坏死渗出	分四层	狭窄、出血、穿孔
阑尾炎	细菌	阑尾	化脓	中性粒细胞浸润	穿孔、脓肿

能在体内形成肉芽肿的常见寄生虫病

血吸肺吸绦虫，感染可致肉芽肿。

表 17-22　能在人体内形成肉芽肿的常见寄生虫病

寄生虫病	肉芽肿特点
血吸虫病	为虫卵肉芽肿，有嗜酸性脓肿（急性）和假结核结节（慢性）两种类型
肺吸虫病	为出血及纤维素性炎、窦道、囊肿；肺吸虫虫卵和在人体内移行中死亡的童虫可引起肉芽肿
丝虫病	淋巴管的肉芽肿性炎，可表现为嗜酸性脓肿及假结核结节
囊虫病（猪带绦虫）	猪带绦虫的囊尾蚴虫体坏死后，可刺激局部组织形成肉芽肿